# 口腔・歯・顎・顔面
# ポケット画像解剖

編集　中山 英二　　森本 泰宏

執筆

| | | |
|---|---|---|
| 櫻井　孝 | 香西 雄介 | 泉　雅浩 |
| 田口　明 | 杉野 紀幸 | 原田 卓哉 |
| 吉浦 一紀 | 河津 俊幸 | 中山 英二 |
| 溝口　到 | 後藤多津子 | 森本 泰宏 |
| 田中 達朗 | 城嶋 孝章 | 松本　忍 |
| 若杉 奈緒 | 宮村 侑一 | 小田 昌史 |
| 鬼頭 慎司 | 古賀 博文 | （執筆順） |

医学情報社

# 執筆者一覧 (執筆順)

櫻井　孝　　神奈川歯科大学教授　顎顔面病態診断治療学講座

香西 雄介　神奈川歯科大学准教授　顎顔面病態診断治療学講座

泉　雅浩　　神奈川歯科大学准教授　顎顔面病態診断治療学講座

田口　明　　松本歯科大学教授　歯科放射線学講座

杉野 紀幸　松本歯科大学講師　歯科放射線学講座

原田 卓哉　奥羽大学教授　放射線診断学講座

吉浦 一紀　九州大学教授　口腔顎顔面病態学講座　口腔画像情報科学分野

河津 俊幸　九州大学　口腔顎顔面病態学講座　口腔画像情報科学分野

中山 英二　北海道医療大学教授　歯科放射線学分野

溝口　到　　東北大学教授　口腔保健発育学講座顎口腔矯正学分野

後藤多津子　東京歯科大学教授　歯科放射線学講座

森本 泰宏　九州歯科大学教授　歯科放射線学分野

田中 達朗　九州歯科大学准教授　歯科放射線学分野

城嶋 孝章　九州歯科大学　歯科放射線学分野

松本　忍　　九州歯科大学　歯科放射線学分野

若杉 奈緒　九州歯科大学　歯科放射線学分野

宮村 侑一　九州歯科大学　歯科放射線学分野

小田 昌史　九州歯科大学　歯科放射線学分野

鬼頭 慎司　明海大学教授　病態診断治療学講座　歯科放射線学分野

古賀 博文　西日本産業衛生会　北九州健診診療所 PET 画像診断部センター長

# 序

　口腔領域は視診や触診により直接的に評価が可能であるため，画像検査が軽視されがちである．しかし，歴史を紐解いてみると歯のエックス線写真は Röntgen 博士によるエックス線の発見の翌年には既に撮影されている．歯や歯周組織が硬組織であるためエックス線を用いた評価を行わずして診断することが困難であったからと思われる．

　医学分野において画像の進歩は著しく，歯科医学においてもその流れは明らかである．現在の歯科医師は CT，MRI，超音波画像およびPET にも触れる機会が増している．今後はますますその傾向が強まっていくものと思われる．歯科医師国家試験でも CT，MRI，超音波および $^{18}$F-FDG-PET/CT の読像を要求される問題が出題されている．さらに，胸部エックス線画像も理解しておかねばならない．歯科医師にはこれらの画像を適切に評価できる能力が求められているのである．

　しかしながら，多くのモダリティの正常構造物を全て暗記しておくことは難しい．特に，日常臨床に忙しい歯科医師や多数の科目を学修しなければならない歯学生にとっては容易なことではない．そこで，CT，MRI，超音波および PET を含め歯科医療に関係する正常画像解剖の書籍を出版させていただくことになった．今回は，胸部エックス線画像や手根骨といったついつい忘れてしまいがちな画像についても掲載している．各種画像の利用法や描出された正常構造物の名称を容易に調べることができるようにするためである．このようなわけで，いつでも手に取って参照できるように，白衣のポケットに入るサイズのものにした．歯科医師国家試験に頻出される正常画像を全て含むことで，試験対策にも応用しやすいように配慮した．特に，索引は解剖用語を掲載し，調べやすいようにしている．

　読像していく上で大切なことのひとつは正常構造物を全て把握しておくことである．正常構造物さえ把握していれば病変の有無を評価できるからである．この口腔・歯・顎・顔面におけるポケット画像解剖を活用していただき，これまで見落されがちであった正常構造物の画像がひと

つでも日常臨床に役立てば編者として至極の喜びである.

　最後になりましたが，ご多忙の中，執筆を惜しまずご協力いただいた
先生方，本書執筆の機会を与えていただいた医学情報社に感謝いたします.

九州歯科大学　森本泰宏

北海道医療大学　中山英二

# 目　次

## Ⅰ. 口内法エックス線画像 ……… （櫻井　孝，香西雄介，泉　雅浩）1
　1. 二等分法撮影　／2
　2. 咬合法撮影　／14

## Ⅱ. パノラマエックス線画像 ………………（田口　明，杉野紀幸）25

## Ⅲ. 頭部エックス線画像 …………………………（原田卓哉）35
　1. 後頭前頭方向撮影　／36
　2. 側方向撮影　／38
　3. Waters 法撮影　／40

## Ⅳ. 顎関節画像 …………………………………………… 43
　1. 側斜位経頭蓋撮影　（吉浦一紀，河津俊幸）／44
　2. 眼窩下顎枝方向撮影　（吉浦一紀，河津俊幸）／46
　3. 顎関節 4 分割パノラマエックス線撮影　（中山英二）／48

## Ⅴ. 胸部エックス線画像 …………………………………（中山英二）51
　1. 胸部エックス線正面撮影　／52
　2. 胸部エックス線側面撮影　／54

## Ⅵ. 頭部エックス線規格撮影画像………………………（中山英二）57
　1. 頭部エックス線規格正面撮影　／58
　2. 頭部エックス線規格側面撮影　／60
　3. 頭部エックス線規格軸方向撮影　／64

## Ⅶ. 手のエックス線画像 ……………………………………（溝口　到）67

## Ⅷ. 歯科用コーンビーム（CB）CT ………… （吉浦一紀，河津俊幸） **75**

1. 顔面 CBCT　水平断像　／76
2. 顔面 CBCT　冠状断像　／92
3. 下顎骨 CBCT　歯列平行矢状断像　／102

## Ⅸ. CT ……………………………………………… （後藤多津子） **107**

1. 顔面 CT 硬組織モード　水平断像　／108
2. 顔面 CT 硬組織モード　冠状断像　／120
3. 顔面 CT 軟組織モード　水平断像　／126
4. 顔面 CT 軟組織モード　冠状断像　／138
5. 顔面 CT 矢状断像　／148
6. 造影 CT　／150

## Ⅹ. MRI ……………………… （森本泰宏，田中達朗，城嶋孝章，松本忍） **159**

1. 頭部 MR 水平断像　／160
2. 頭部 MR 冠状断像　／170
3. 頭部 MR 矢状断像　／178
4. 顎関節部 MR　矢状断像　／184
5. 顎関節部 MR　冠状断像　／186

## Ⅺ. 超音波画像 ……… （森本泰宏，若杉奈緒，宮村侑一，小田昌史 ） **189**

## Ⅻ. 18F-FDG-PET/CT ………… （森本泰宏，鬼頭慎司，古賀博文） **206**

# I 口内法エックス線画像

　口内法エックス線検査とは，口腔内に検出器（フィルム，イメージングプレート〈Imaging Plate；IP〉，固体半導体）を挿入して行う歯科特有の検査法である．口内法エックス線撮影の中で，いわゆる「デンタル」と呼ばれる intraoral radiography には，二等分法と平行法がある．

　二等分法は被写体（歯と歯周組織）と検出器が平行ではないため，画像に歪みが生じるという欠点があるが，固定用器具を必要とせず，平行法よりも広く利用されている．

　二等分法の撮影にあたっては，①患者の頭部固定，②検出器の位置づけ，③エックス線の垂直的・水平的入射角度の設定を適切に行う必要がある．二等分法で撮影された画像は，解像度が高いため，微細な骨梁構造や歯槽硬線，歯根膜腔を観察できる．これらは辺縁性歯周炎や根尖性歯周炎の診断に重要な画像情報である．

　咬合法は検出器を上下顎の歯で軽く咬んで固定し，エックス線照射を行う口内法撮影である．投影は二等分方向と歯軸方向の 2 種類が基本である．下顎智歯部や顎下腺の腺体内に存在する唾石を撮影する場合等は，エックス線束を下顎の斜め後方から前方へ向け照射する（斜方向投影）ことがある．患者の頭部固定は，咬合平面が床と平行になるように位置づけることが基本であるが，下顎の歯軸方向投影の場合は，咬合平面と床が垂直になるよう，頭部を可能な限り後屈させる．

　撮影時の留意点としては，IP を強く咬むと支持体が陥凹したり，表面の輝尽性蛍光体が傷ついたりすることがあるため，患者に強く咬まないよう指示すべきである．エックス線透過性の保護板を利用することもある．

　検査対象となる疾患は広範囲の顎骨病変，頰舌的な骨変化が疑われる疾患，顎下腺唾石，過剰歯や埋伏歯，口底部の異物，下顎骨骨折等である．

（櫻井　孝，香西雄介，泉　雅浩）

## 1. 二等分法撮影 - ①上顎切歯部

> **Point**
> 1. 上顎切歯部では検出器を上顎正中に固定し，エックス線は斜め上方から入射する．
> 2. 全顎撮影の場合，上顎側切歯の遠心面が検出器からはみ出ることが多い．

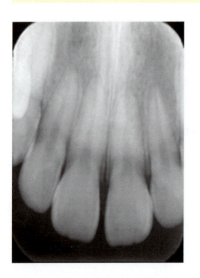

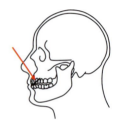

口内法

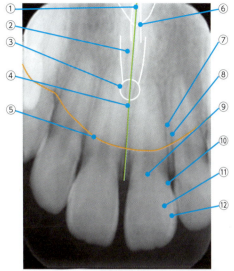

①鼻中隔：nasal septum，②切歯管（鼻口蓋管）：incisive canal (nasopalatine canal)，③切歯孔：incisive foramen，④正中口蓋縫合：median palatine suture，⑤鼻尖：apex of nose，⑥前鼻棘：anterior nasal spine，⑦歯槽硬線：lamina dura，⑧歯根膜腔：periodontal ligament space，⑨歯髄腔：pulp cavity，⑩セメント－エナメル境：cemento-enamel junction，⑪象牙質：dentin，⑫エナメル質：enamel

## 口内法撮影時の防護衣について

　適切に実施される口内法撮影では，もともと生殖腺線量はきわめて低く，防護エプロンを使用したところで線量に大きな変化はない．患者の心理面への配慮のために使用すると考えたほうが適切である．一方，甲状腺防護カラーは，甲状腺が1次線束に含まれる場合（特に小児の場合）は被曝低減に有効である．

3

## 二等分法撮影 - ②上顎犬歯部

**Point**
1. 上顎犬歯の根尖付近に中心線を斜め上方から入射する.
2. 上顎犬歯は歯根が長いため,検出器は縦長に固定するが,ときに検出器の対角線に歯軸を一致させるように位置づけることもある.
3. 歯列弓の彎曲の強い部分であり,水平的入射角度の設定が難しい部位である.犬歯・第一小臼歯間の隣接面に対して正放線となるよう意識する.

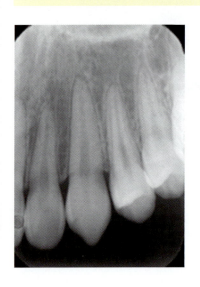
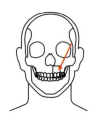

口内法

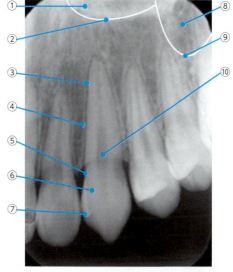

①鼻腔：nasal cavity，②鼻腔底線：nasal floor，③歯根膜腔：periodontal ligament space，④歯槽硬線：lamina dura，⑤セメントーエナメル境：cemento-enamel junction，⑥象牙質：dentin，⑦エナメル質：enamel，⑧上顎洞：maxillary sinus，⑨上顎洞底線：maxillary sinus floor，⑩歯髄腔：pulp cavity

### 訪問診療における口内法撮影について

訪問診療では，携帯型の口内法撮影用エックス線装置を用いて撮影を行う．この場合，遮蔽されていない空間でエックス線を照射することになるため，被曝管理に注意を要する．撮影にあたって，撮影者は0.25mm鉛当量以上の防護衣や防護手袋を装着する必要がある．撮影に必要な者以外はエックス線装置および患者から2m以上離れて，エックス線撮影が終了するまで待機する．

## 二等分法撮影 – ③上顎臼歯部

**Point**
1. 上顎臼歯部の二等分法では，上顎骨の頬骨突起が大臼歯の根尖部と重複し，根尖部の観察が困難になることがある．
2. 二等分法では，頬側咬頭と口蓋側咬頭がずれて描出されるため，咬合面齲蝕が象牙質に達していた場合でも観察できないことがある．

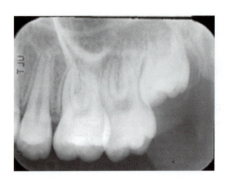

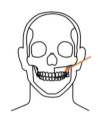

口内法

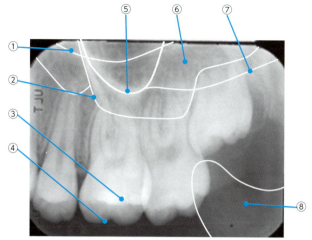

①鼻腔底線：nasal floor，②上顎洞底線：maxillary sinus floor，③口蓋側咬頭：palatal cusp，④頰側咬頭：buccal cusp，⑤上顎骨頰骨突起：zygomatic process of maxilla，⑥上顎洞：maxillary sinus，⑦頰骨弓：zygomatic arch，⑧筋突起：coronoid process

### 二等分法と平行法で描出が異なる解剖学的構造

　上顎大臼歯部の二等分法では，エックス線を斜め上から入射する関係上，上顎骨頰骨突起や頰骨弓，ときに鼻腔底線が画像上に描出される．また，頰側咬頭や口蓋側咬頭の位置も上下的にずれて描出されるため，咬合面齲蝕の診断が困難になることがある．一方，平行法では上顎骨頰骨突起や鼻腔底が描出されることはなく，咬頭の位置もほぼずれがなく描出される等，歪みの少ない画像が得られる．

7

## 二等分法撮影 – ④下顎前歯部

> **Point**
> 1. 下顎正中部に検出器を固定し，斜め下方からエックス線を入射する．
> 2. 下顎前歯部では検出器を挿入した際，舌小帯に当たり，患者が苦痛を感じることがあるので注意が必要である．
> 3. 検出器の位置づけ，エックス線の入射角度によってはオトガイ棘や舌側孔が描出されることもある．

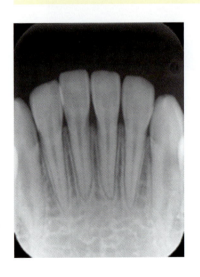
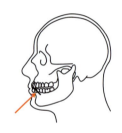

口内法

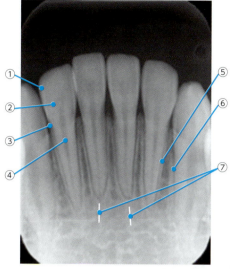

①エナメル質：enamel，②象牙質：dentin，③セメント-エナメル境：cemento-enamel junction，④歯髄腔：pulp cavity，⑤歯槽硬線：lamina dura，⑥歯根膜腔：periodontal ligament space，⑦栄養管：nutrient canal

## 二等分法におけるエックス線照射時間

　二等分法におけるエックス線照射時間は，撮影部位に応じて変える必要がある．照射時間は，切歯＜犬歯＜小臼歯＜大臼歯と次第に長くなり，下顎よりも上顎の同部位では長くなる．したがって，照射時間は下顎の切歯部で最も短く，上顎の大臼歯部で最も長い．患者の被曝線量も照射時間に比例する．また，一般に無歯顎者や小児の撮影では，照射時間を30〜50％減らす．

## 二等分法撮影 - ⑤下顎犬歯部

> **Point**
> 1. 下顎犬歯の根尖付近に中心線を斜め下方から入射する.
> 2. 歯列弓の彎曲が強い部分であり,検出器にIPやフィルムを用いた場合,保持の方法によっては検出器が彎曲することがあるので注意を要する.

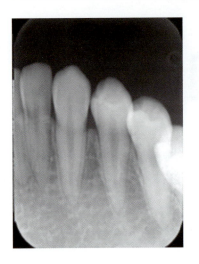

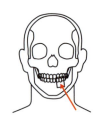

口内法

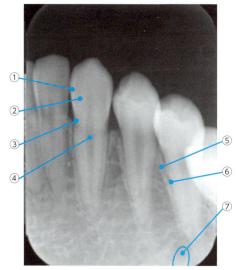

①エナメル質：enamel，②象牙質：dentin，③セメント－エナメル境：cemento-enamel junction，④歯髄腔：pulp cavity，⑤歯槽硬線：lamina dura，⑥歯根膜腔：periodontal ligament space，⑦オトガイ孔：mental foramen

## オトガイ孔
オトガイ孔は，下歯槽神経および下歯槽動・静脈が頬側皮質骨に開口する部位であり，楕円形のエックス線透過像として認められる．第一小臼歯から第二小臼歯根尖部付近に観察されることが多い．

## 二等分法撮影 – ⑥下顎臼歯部

### Point
1. 下顎大臼歯部に検出器を根尖深くまで挿入するには，顎舌骨筋の緊張を弛緩させることがコツである．
2. 筋肉の動きによって検出器がずれやすいので，保持を確実にし，素早く検査を終了させる必要がある．
3. 下顎大臼歯部では，フィルムの位置づけが適切に行えれば，垂直的なエックス線入射角は平行法に近くなり，歪みの少ない画像が得られる．

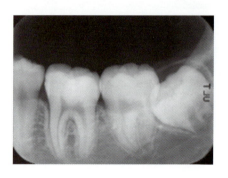
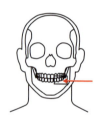

口内法

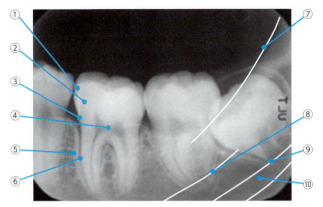

①エナメル質：enamel，②象牙質：dentin，③セメント−エナメル境：cemento-enamel junction，④歯髄腔：pulp cavity，⑤歯槽硬線：lamina dura，⑥歯根膜腔：periodontal ligament space，⑦外斜線：external oblique ridge，⑧顎舌骨筋線（内斜線）：mylohyoid line，⑨下顎管壁：mandibular canal wall，⑩下顎管：mandibular canal

## 外斜線と顎舌骨筋線（内斜線）

外斜線は，下顎枝の前縁から連続する頰棚部位の骨の隆起で，二等分法では，顎舌骨筋線（内斜線）よりも上方に描出される．顎舌骨筋線（内斜線）は，下顎骨の内面を斜走し，口腔底を閉ざす顎舌骨筋が起止する鈍な骨の隆起である．

## 2. 咬合法撮影 - ①上顎二等分方向投影

**Point**
1. デンタルの二等分法と比較して，さらに上方から投影するため，歯や歯槽骨形態の歪みが大きい．
2. 重積する解剖構造が多いため，正常解剖像の十分な理解が必要である．

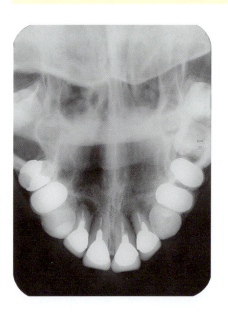
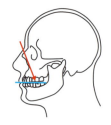

口内法

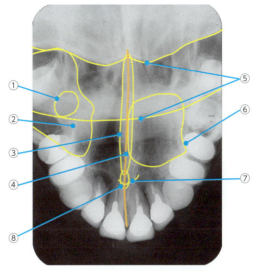

①鼻涙管：nasolacrimal canal，②上顎洞：maxillary sinus，③鼻中隔：nasal septum，④正中口蓋縫合：median palatine suture，⑤頭蓋骨：cranial bone，⑥鼻腔：nasal cavity，⑦前鼻棘：anterior nasal spine，⑧切歯孔：incisive foramen

### 鼻涙管 nasolacrimal canal

涙骨，上顎骨，下鼻甲介で構成される管で，開口部は下鼻道近くに存在する．咬合法では検出器までの距離があり，拡大して投影される．泣いたときに出る鼻水の多くは，涙囊に貯留していた涙が鼻涙管を通り，鼻から流出するものである．

## 咬合法撮影 − ②上顎歯軸方向投影

**Point**
1. 歯軸方向を推測することが困難なため，投影角度の設定が難しい．
2. 重積する解剖構造が多いため，正常解剖像の十分な理解が必要である．また，過剰歯や埋伏歯はコントラストがつきにくく，不明瞭になることがある．

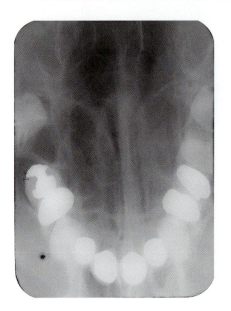
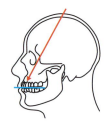

口内法

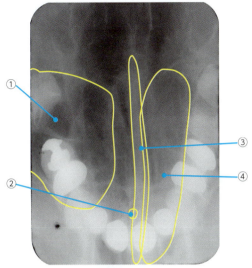

①上顎洞：maxillary sinus，②切歯孔：incisive foramen，③鼻中隔：nasal septum，④鼻腔：nasal cavity

### 咬合法のエックス線照射時間

　口内法撮影の中で最も長い照射時間を要する．特に，上顎の歯軸方向投影では撮影距離が高く，頭蓋骨も照射束に含まれるため，歯科用エックス線撮影装置では出力（電圧）不足となることがある．その場合，高出力が可能な大型のエックス線撮影装置が使用される．

## 咬合法撮影 - ③下顎二等分方向投影

**Point**
1. 正中部の下顎下縁付近にオトガイ棘が不透過像として描出される.
2. 舌側に舌側孔が点状の透過像として描出されることがある.
3. 栄養管は歯槽部に線状の透過像として描出されることが多いが, 確認できない場合もある.

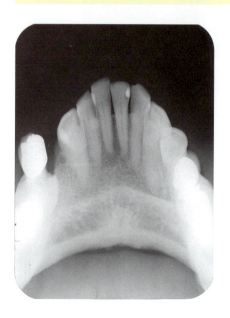
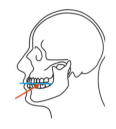

口内法

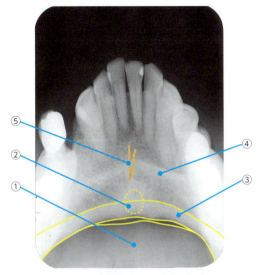

①舌：tongue，②オトガイ棘：mental spine，③皮質骨（舌側）：lingual cortical bone，④皮質骨（唇側）：labial cortical bone，⑤栄養管：nutrient canal

## 咬合法の検出器サイズ

成人の場合，主にサイズが 57×76mm（ISO3665：2011）のフィルムを用いる．IP の大きさに厳密な規格はないが，フィルムの大きさに準じる．現在，口内法撮影で利用されている固体半導体方式の検出器にこのサイズのものはない．

## 咬合法撮影 - ④下顎歯軸方向投影

**Point**
1. 歯軸方向を推測することが困難なため, 投影角度の設定が難しい.
2. 咬合平面が床と垂直になるよう位置づける.
3. 正中部舌側にオトガイ棘が不透過像として描出される.
4. オトガイ孔は第二小臼歯の頬側に類円形の透過像として描出されることがある.

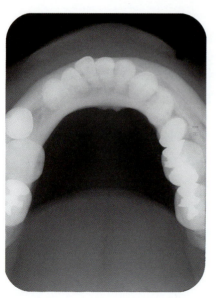
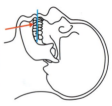

**口内法**

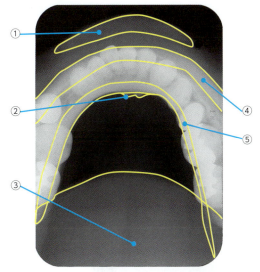

①下唇：lower lip, ②オトガイ棘：mental spine, ③舌：tongue, ④皮質骨（唇側）：labial cortical bone ⑤皮質骨（舌側）：lingual cortical bone

### 検出器の口腔内への挿入

検出器の表面を撮影対象となる顎側に向け，基本的に縦方向（長辺方向）に入れる．顎骨の頬側を観察したい場合は，検出器をやや頬側へずらす．前歯部や犬歯部を中心に観察したい場合は，検出器を横方向（短辺方向）に挿入することもある．検出器が大きいため，口が小さな女性では浅く挿入したり，小児の場合はデンタルサイズの検出器を使用したりと，患者に合わせた対応が必要である．

# 咬合法撮影 - ⑤下顎斜方向投影

## Point
1. 頭部を咬合平面が床と垂直になるよう後屈させた後,さらに顔面を検査側と反対方向へ傾斜させて撮影を行う.
2. 歯の形態は大きく歪む.
3. 口底部前方は描出されないことが多い.

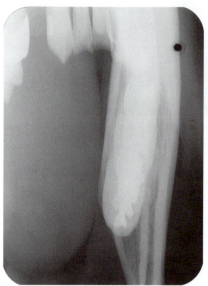
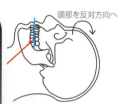

口内法

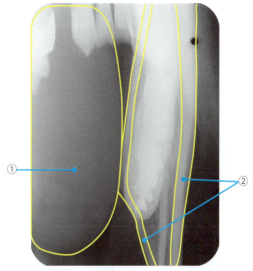

①舌：tongue，②皮質骨（舌側）：lingual cortical bone，③皮質骨（頬側）：buccal cortical bone

# Ⅱ. パノラマエックス線画像

　パノラマエックス線撮影法は，歯および口腔顎顔面領域を 1 枚のエックス線画像に展開し，総覧的に観察することができる歯科特有の撮影法である．1 回 10～15 秒程度で全顎を撮影でき，口内法エックス線撮影の全顎法よりも短時間で検査が終了する．開口せずに撮影できるので，高度な開口障害がある場合でも撮影可能である．被曝量は口内法エックス線撮影の全顎法と比較して，1/10～1/5 と少ない．正確な位置づけで撮影するには，眼耳平面（フランクフルト平面；FH 平面）を床と水平に，歯列を断層域に合わせることが最も重要である．

　パノラマエックス線画像は，口内法エックス線画像と比較して鮮鋭度・解像度は劣るが，画像コントラストは高い．歯および歯周組織を含めた上下顎骨，顎関節，上顎洞はもちろんのこと，上下的には中頭蓋底から舌骨付近まで，前後的には前歯部から外耳道後方付近までの広範囲な領域を観察することが可能である．しかし，前歯部は臼歯部と比較して断層幅が狭く，頸椎の障害陰影を生じるため，鮮明に観察できない場合がある．頸椎以外にも下顎枝が反対側の下顎臼歯部から下顎枝にかけてエックス線不透過像として描出される．イヤリングや義歯，顎骨内に存在する金属等の異物も障害陰影となるため，可能な限り取り外して撮影する．また，気道，舌，軟口蓋，喉頭蓋等の軟組織も描出される．片側の上顎洞がエックス線不透過性に描出され，上顎洞炎等が疑われる場合があるが，装置の特性により生じた透過性の左右差で病変が存在しないことがあるので，診断には注意を要する．小臼歯部は主に偏遠心投影になるため，隣接面が重複することが多い．

　縦方向の拡大率は前歯部と臼歯部で異なり，前歯部は約 1.2 倍，臼歯部は約 1.4 倍である．横方向の拡大率は咬合平面や下顎角の角度により変化する．頸椎や舌骨が画像の左右に分かれて認められるように，正中部の構造は 1 つに描出されるとは限らないので読影上注意が必要である．

（田口　明，杉野紀幸）

# パノラマエックス線画像（成人）と正常解剖

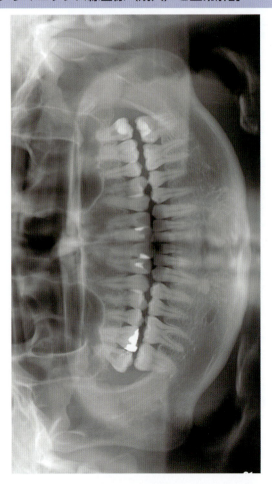

# パノラマ

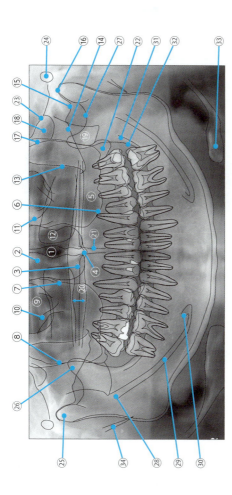

①鼻中隔：nasal septum ②鼻腔：nasal cavity ③鼻腔底：floor of nasal cavity ④前鼻棘：anterior nasal spine ⑤上顎洞：maxillary sinus ⑥上顎洞底線：maxillary sinus floor ⑦上顎洞内側壁：medial border of maxillary sinus ⑧上顎洞後壁：posterior wall of maxillary sinus ⑨眼窩：orbit ⑩眼窩下縁：infraorbital canal ⑪鼻涙管：nasolacrimal canal ⑫下鼻甲介：inferior nasal concha ⑬パノラマ無名線：panoramic innominate ⑭頬骨弓下縁：inferior border of zygomatic arch ⑮関節結節：articular tubercle ⑯下顎窩：mandibular fossa ⑰翼口蓋窩：pterygopalatine fossa ⑱蝶形骨洞：sphenoid sinus ⑲翼状突起外側板：lateral plate of pterygoid process ⑳硬口蓋：hard palate ㉑切歯管：incisive canal ㉒上顎結節：maxillary tuberosity ㉓中頭蓋窩底：inferior border of middle cranial fossa ㉔外耳道：external acoustic foramen ㉕下顎頭：mandibular condyle ㉖筋突起：coronoid process ㉗下顎切痕：mandibular notch ㉘下顎孔：mandibular foramen ㉙下顎管下壁：inferior border of the mandibular canal ㉚オトガイ孔：mental foramen ㉛内斜線：internal oblique ridge ㉜外斜線：external oblique ridge ㉝舌骨：hyoid bone ㉞茎状突起：styloid process

27

## 軟口蓋と咽頭腔

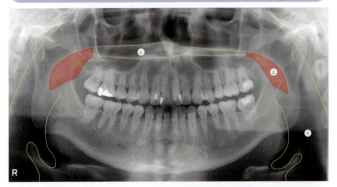

①硬口蓋：hard palate, ②軟口蓋：soft palate, ③咽頭腔：pharyngeal cavity

## 障害陰影

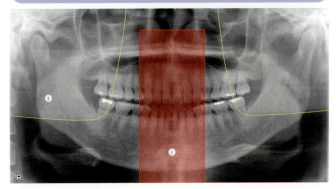

①頸椎：cervical vetrtebra, ②反対側の拡大した下顎枝：magnification of opposite mandibular ramus

## 小児の各年齢におけるパノラマエックス線画像

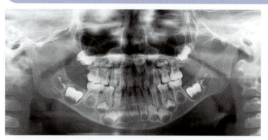

3歳

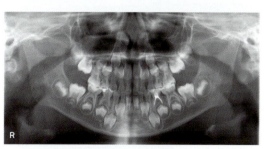

6歳

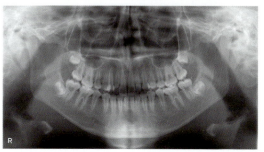

12歳

## パノラマエックス画像を用いた骨粗鬆症スクリーニング

**Point**

下顎下縁皮質骨形態分類はオトガイ孔（赤丸）から遠心で下顎角から近心の皮質骨を視覚的に 1〜3 型に分ける．両側のうち，悪いほうをその患者の分類型とする．骨粗鬆化が進むに従い，皮質骨内部の栄養管であるハバース管やフォルクマン管を中心に吸収が進むため，白い皮質骨内部には皮質骨内側面から線状の黒い線が現れる．

最終的には，吸収が進んだ管は互いに融合するために皮質骨の断裂が生じ，皮質骨は薄くなる．2 型で低骨密度になるリスクは増加するが，3 型の約 95 % は骨量減少か骨粗鬆症を有して，骨粗鬆症性骨折のリスクは増加する．

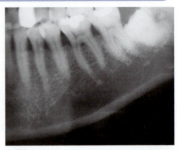

1 型

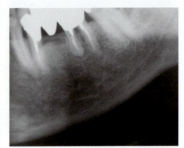

2 型

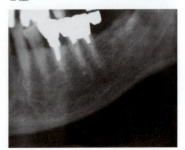

3 型

パノラマ

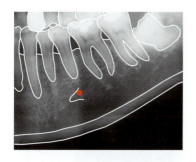

1型：両側皮質骨の内側表面がスムース．

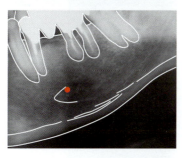

2型：皮質骨の内側表面は不規則となり，内側近傍の皮質骨内部に線状の吸収．

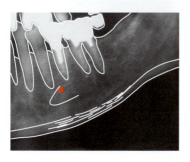

3型：皮質骨全体にわたり，高度な線状の吸収と皮質骨の断裂．

# パノラマエックス画像を用いた動脈硬化スクリーニング

> **Point**
>
> 　下顎角の下方で第3,4頸椎間前方の不規則な形態を有するエックス線不透過な結節様 mass が,総頸動脈分岐部の石灰化といわれている.形態は種々であり,大きさもまちまちである.舌骨陰影や頸部血管腫,中咽頭部やリンパ節の石灰化等との鑑別が必要である.

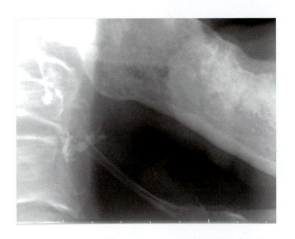

パノラマ

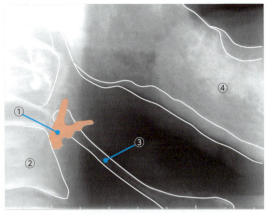

①総頸動脈の分岐部の石灰化：carotid artery calcification，②頸椎：cervical vertebra，③舌骨：hyoid bone，④顎骨：jawbone

### 頸動脈硬化のリスク

動脈硬化の進展過程の最終段階では，粥状の隆起（アテローム性プラーク）が形成され，その中に石灰化を起こすために，心筋梗塞や脳梗塞等の心臓血管病変のリスク指標と考えられている．また，動脈硬化と骨粗鬆症は関連を有すると近年報告されているが，本石灰化が見られた場合に，骨粗鬆症と診断されるリスクは約80％上昇する．

# Ⅲ. 頭部エックス線画像

　頭部全体を被写体とするエックス線画像である．撮影体位には立位と臥位がある．頭部の撮影では両者が用いられるが，顔面を対象とした場合は立位が多い．エックス線投影方向として，基本的なものでは患者の矢状方向に投影する場合（矢状方向投影），側方に向かって投影する場合（側方向投影），軸方向に投影する場合（軸方向投影）がある．

　基準線として，矢状方向からの場合は正中矢状面が用いられ，側方向からの場合はフランクフルト平面（眼耳平面）が用いられる．頭蓋底，上下顎骨，副鼻腔ならびに咽頭部の観察が可能である．

（原田卓哉）

# 1. 後頭前頭方向撮影

## Point

頭部全体，あるいは広範囲な顔面骨の正面像が観察目的となる．立位の撮影では，カセッテに対して正中矢状面が垂直となるように頭部を正対させる．鼻尖部をカセッテに接触させるまで正対させたのち，額をカセッテに近づける．その際フランクフルト平面が10°くらい前傾するまで傾斜させる．中心エックス線の入射は，外後頭隆起直下に位置づける．眼窩および上顎洞上半部は頭蓋底と重なり，顎関節は側頭骨と重なるため，これらの部位の観察はできない．

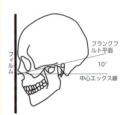

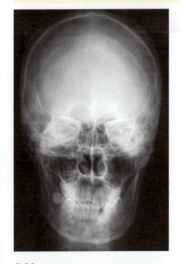

頭部

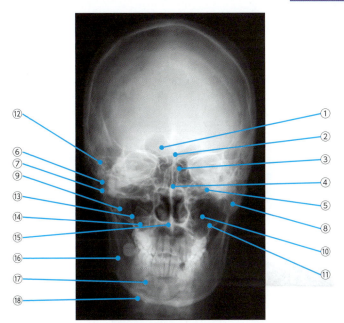

①前頭洞：frontal sinus，②鶏冠：crista galli，③篩骨蜂巣：ethmoid air cells ならびに蝶形骨洞：sphenoid sinus，④鼻中隔：nasal septum，⑤眼窩：orbit，⑥頬骨弓：zygomatic arch，⑦関節結節：articular tubercle，⑧下顎頭：mandibular condyle，⑨筋突起：coronoid process，⑩上顎洞：maxillary sinus，⑪茎状突起：styloid process，⑫乳様突起：mastoid process，⑬TM線（上顎隆起線）：tuber maxillary line，⑭環椎：atlas，⑮軸椎：axis，⑯下顎管：mandibular canal，⑰オトガイ孔：mental foramen，⑱下顎骨下縁：inferior border of mandible

## 2. 側方向撮影

**Point**

頭部全体および顔面骨の側面像が観察目的となる．フランクフルト平面上で外耳孔より1横指前方あるいは大臼歯相当部を通し，カセッテに垂直に入射する．

副鼻腔，硬口蓋ならびに鼻咽頭軟組織の観察に用いられる．反対側の像が重なるため，上顎洞や下顎骨の病変の観察には不向きなことが多い．

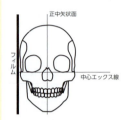

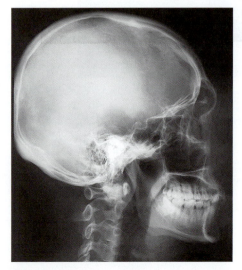

頭部

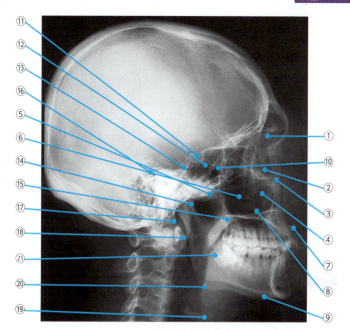

①前頭洞：frontal sinus, ②鼻骨：nasal bone, ③眼窩：orbit, ④頬骨：zygomatic bone, ⑤頬骨弓：zygomatic arch, ⑥上顎洞：maxillary sinus, ⑦前鼻棘：anterior nasal spine, ⑧鼻腔底：floor of nasal cavity, ⑨下顎下縁：inferior border of mandible, ⑩翼口蓋窩：pterygopalatine fossa, ⑪トルコ鞍：sella turcica, ⑫蝶形骨洞：sphenoid sinus, ⑬斜台：clivus, ⑭下顎頭：mandibular condyle, ⑮筋突起：coronoid process, ⑯乳様突起：mastoid process, ⑰茎状突起：styloid process, ⑱鼻咽頭後壁：posterior wall of nasopharynx, ⑲舌骨：hyoid bone, ⑳喉頭蓋：epiglottis, ㉑下顎管：mandibular canal

## 3. Waters 法撮影

**Point**

オトガイ部をカセッテにつけ，鼻尖を少し離し（2〜3cm），フランクフルト平面とカセッテとの角度が45°になるようオトガイ部を固定する．

正中矢状面はカセッテに垂直に設定する．上顎洞と他の副鼻腔，眼窩，正円孔，頬骨弓，下顎骨筋突起等の検査に用いられる．上顎骨，眼窩ならびに頬骨弓の骨折が疑われる場合には，必須の撮影法である．

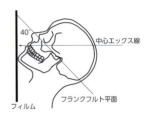

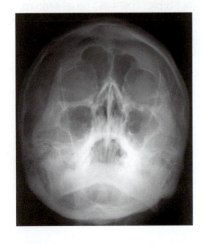

## 頭部

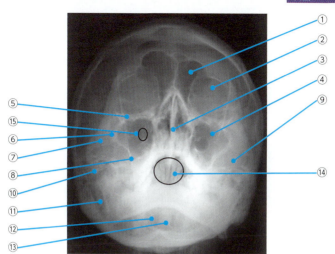

①前頭洞：frontal sinus, ②眼窩：orbit, ③鼻中隔：nasal septum, ④上顎洞：maxillary sinus, ⑤眼窩下孔：infraorbial foramen, ⑥頬骨：zygomatic bone, ⑦頬骨弓：zygomatic arch, ⑧頬骨歯槽稜：zygomaticoalveolar line, ⑨筋突起：coronoid process, ⑩下顎頭：mandibular condyle, ⑪乳突蜂巣：mastoid air cells, ⑫大孔：foramen magnum, ⑬歯突起：dens, ⑭蝶形骨洞：sphenoid sinus, ⑮正円孔：foramen rotundum

# Ⅳ. 顎関節画像

　顎関節エックス線画像は顎関節部の骨の病的変化をスクリーニングするために実施される．しかし，顎関節部の骨の形態は複雑であるので，単純エックス線検査の2方向での撮影を行っても全体像の把握は困難である．そこで，顎関節の骨の状態は最終的にCTなどにより三次元的に詳細に診査される必要があり，一般撮影は必要最小限に留めることが多い．顎関節の単純撮影は，側斜位経頭蓋撮影法（Schüller氏変法）と眼窩下顎枝方向撮影法（眼窩下顎頭方向撮影法）がある．側斜位経頭蓋撮影法は顎関節を"側方"から見た撮影法である．エックス線は対側の斜め後上方から投影する．聴器の観察を目的としたSchüller氏法のエックス線投影角度を，顎関節の観察に適するように修正している．この方法では明らかな顎関節の骨変化の有無を確認できる．関節結節や下顎窩の骨変化の状態も観察する．通常は開・閉口時を撮影する．これにより，下顎頭の滑走運動，蝶番運動の状態を観察する．開口時の撮影は患者が最大開口をしていることを確認して行う．

　眼窩下顎枝方向撮影法は顎関節を"前後方向"から見た撮影法である．エックス線は斜め上内方から眼窩を経て下顎頭方向に投影する．下顎頭の頂部を観察するために必ず開口状態で撮影する．閉口状態で撮影すると下顎頭が関節結節に隠れてしまい，下顎頭頂部の評価が不可能となる．一方で，下顎骨関節突起骨折では下顎頭が前内方に偏位するため，下顎頭や関節突起頸部の骨折の検出には有用である．

　顎関節パノラマ4分割撮影は，パノラマエックス線撮影装置に装備された機能を使い，両側の顎関節部を開口時と閉口時の4画面をパノラマサイズの画面に一括して表示する撮影法である．この方法は，断層撮影のため像自体はややボケ像となっているが，断層効果により周囲構造物の重複が単純撮影より少なく，下顎頭の骨変化と開口時の前方移動量をサーベイすることには一定の意義がある．

（吉浦一紀，河津俊幸，中山英二）

## 1. 側斜位経頭蓋撮影法（Schüller 氏変法）

> **Point**
> 1. 顎関節撮影の場合には，閉口状態と開口状態で撮影される．
> 2. 下顎頭の運動制限の有無や骨変化（下顎頭，下顎窩，関節結節）の有無を調べる．

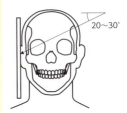

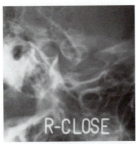

閉口

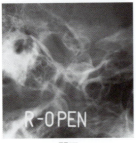

開口

# 顎関節

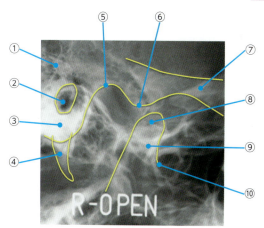

①乳突蜂巣：mastoid air cells，②外耳道：external acoustic meatus，③乳様突起：mastoid process，④茎状突起：styloid process，⑤下顎窩：mandibular fossa，⑥関節結節：articular tubercle，⑦頬骨弓：zygomatic arch，⑧下顎頭：mandibular condyle，⑨下顎頸：condylar neck，⑩下顎切痕：mandibular notch
⑧と⑨を合わせて関節突起（condylar process）と呼ぶ．

### 側斜位経頭蓋撮影法の下顎頭の形態について

　左ページの撮影模式図でもわかるように，側斜位経頭蓋法で描出される下顎頭の形態は下顎頭外側の接線である．一方，パノラマエックス線写真で描出される下顎頭の形態は，下顎頭の内外側の接線になる．よって，同一患者であっても側斜位経頭蓋撮影法とパノラマエックス線画像で下顎頭の写り方に相違があることを心得ておかなければならない．

## 2. 眼窩下顎枝方向撮影法（Orbit ramus法；眼窩下顎頭方向撮影法）

> **Point**
> 1. 下顎頭頂部を観察するために，必ず開口状態で撮影する．
> 2. 関節突起骨折の場合，開口障害があっても下顎頭の位置の確認は可能である．

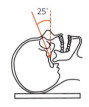

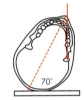

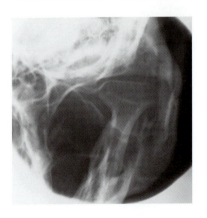

顎関節

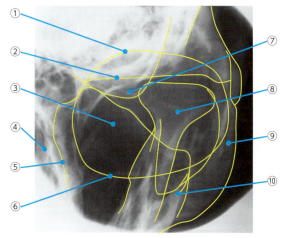

①眼窩上縁：supraorbital margin, ②関節結節：articular tubercle, ③眼窩：orbit, ④鼻腔：nasal cavity, ⑤上顎洞：maxillary sinus, ⑥眼窩下縁：infraorbital margin, ⑦乳様突起：mastoid process, ⑧下顎頭：mandibular condyle, ⑨頬骨弓：zygomatic arch, ⑩筋突起：coronoid process

## 3. 顎関節4分割パノラマエックス線撮影

> **Point**
> 1. パノラマエックス線撮影装置の顎関節撮影モードを使い，閉口時と最大開口時の両側顎関節の側方像を撮影する．パノラマエックス線撮影時のチンレストを外すか，それを鼻下点レストに変えて下顎の開口運動の邪魔にならないようにして頭部を固定する．後は機械がエックス線管とフィルム保持器を自動的に移動させて，左右それぞれ2回ずつエックス線を同じ顎関節部に照射し，その部分だけの閉口時と最大開口時の断層像を得る．
> 2. エックス線主線が下方から上方に投影されるため，経咽頭法的な像が得られる．顎関節の経頭蓋撮影法と比べて頭蓋骨の重複が少なく，下顎頭の観察は行いやすい．ただし，頭部の設定次第で拡大率や形態が変動しやすく，規格性はない．
> 3. 検査対象部位としては顎関節部で，下顎頭の骨変化のサーベイと最大開口時の下顎頭の移動程度を把握する．微妙な骨変化は検出できないが，明らかな骨破壊や骨変形，小石灰化物が存在すると，検出できることがある．

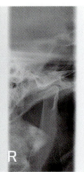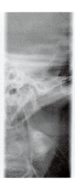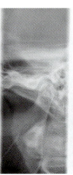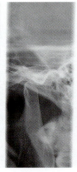

# 顎関節

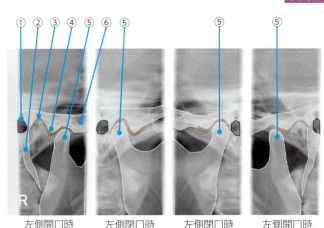

左側開口時　　左側閉口時　　左側閉口時　　左側開口時
　　　　　（赤線部は下顎窩と関節結節）

①外耳孔：external acoustic foramen, ②茎状突起：styloid process, ③下顎窩：mandibular fossa, ④関節結節：articular tubercle, ⑤下顎頭：mandibular condyle, ⑥頬骨弓：zygomatic arch

### 顎関節

　顎関節は，骨構成体として，側頭骨下顎窩と下顎骨関節突起（下顎頭）から成る．軟組織として，顎関節円板，関節包，滑膜等があるが，これら軟組織は通常のエックス線像では描出されない．左右側の顎関節は，下顎骨で連動し，かつ歯の咬合状態にも複雑に運動が規制される．顎関節疾患として最も頻度が高い顎関節症では骨変化を伴わないことが多く，通常のエックス線検査は明らかな異常所見がないことを確認することが検査の意義となる．

# V. 胸部エックス線画像

　歯科の一般診療において，胸部エックス線画像を必要とすることはほとんどない．しかし，インレーやリーマーなどの金属製の歯科修復物や歯科材料を誤飲した場合に，それが消化管内にあるか，気管にあるかは重要な診査項目となり，腹部とともに胸部エックス線撮影が必要になる．その際には最低限の胸部画像解剖は理解しておきたい．

　一方，鎖骨頭蓋骨異形成症での鎖骨欠損，基底細胞母斑症候群での二分肋骨などのように，口腔顎顔面領域に症状が現れる症候群には，胸部エックス線画像で合併症状を呈することがあり，これらの疾患では胸部エックス線画像の観察が必要になる．また，障害者などの全身麻酔下歯科治療でも麻酔前評価として胸部エックス線画像は必須であり，これらの診療を行ううえでは胸部エックス線画像の理解は必要になる．さらに口腔癌患者では，癌の肺転移の有無のスクリーニングでも必要な画像検査である．

　最近では高齢者の口腔衛生不良患者における誤嚥性肺炎が問題となっており，今後，そのような患者への口腔ケアなどで歯科診療においても胸部エックス線画像の観察の必要性は高まっていくと考えられる．

（中山英二）

## 1. 胸部エックス線（正面）画像

**Point**

1. 通常は立位で撮影する．患者の正中矢状面が，フィルムの中央でかつフィルム面と垂直になるように，腰と肩の位置を調整する．エックス線主線は後方から前方方向で，第6〜7胸椎の高さ（肩甲骨の下縁が目安）を入射点とする．肩甲骨を肺野からできるだけ外すために，掌を外に向け肘を前に出し，両側手背を腰につける．顎は上げる．大きく肺に空気を吸い込み，止めて撮影する．上は肺尖部から，下は肋骨横隔膜角までを照射野に納める．
2. 立位か，ベットサイドでの仰臥位での撮影かで，エックス線像が異なるので，必ず撮影法を明確にする．
3. 肺野，縦隔（気管，気管支，血管，縦隔リンパ節），心臓，胸壁を観察する．

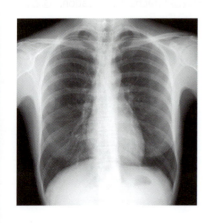
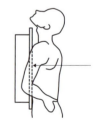

胸部

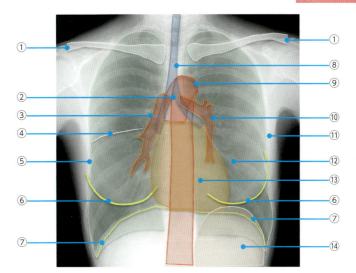

①鎖骨：claviculae，②気管分岐部：tracheal bifurcation，③右肺動脈：right pulmonary artery，④小葉間裂：minor fissure，⑤右肺：right lung，⑥乳房：mamma，⑦横隔膜：diaphragm，⑧気管：trachea，⑨大動脈弓：aortic arch，⑩左肺動脈 left pulmonary artery，⑪左肺：left lung，⑫心臓：heart，⑬下行大動脈：descending aorta，⑭胃泡：gastric air bubble

## 歯科に関係する胸部エックス線撮影の目的

　入院管理としての肺疾患や心肥大のスクリーニングや，全身麻酔時の挿管のために，気管の病的閉塞の有無，気管の走行部位の確認，肺野の含気性の確認等を行う．

　歯科治療時における金属物の誤飲では，それが気管や気管支にはなく胃に落ち込んでいることの確認にも利用される．口腔がん患者では，がんの肺転移の有無のスクリーニングという重要な目的がある．また．頸部の気腫では，組織隙が連続した縦隔にも気腫が及びやすいので，縦隔気腫の有無を確認するためにも撮影する．

## 2. 胸部エックス線（側面）画像

**Point**
1. 胸部側面像も通常は立位で撮影する．患者の正中矢状面がフィルム面と平行になるように設定する．通常は，胸部左側をフィルム側につけて撮影する．病変が右側にある場合はその逆でもよい．エックス線主線は正面像と同じく第6〜7胸椎の高さ（肩甲骨の下縁が目安）を入射点とする．上腕を肺野から外すために両腕を挙上し，上半身を軽く前傾にする．大きく肺に空気を吸い込み，止めて撮影する．
2. 立位か，仰臥位での撮影かで，エックス線像が異なるので，必ず撮影法とエックス線の入射方向を明確にする．
3. 側方像は正面像と組み合わせて観察することが多い．正面像ではほかの構造物に重複して観察しにくい部位や，病変の立体的位置を確認するため等に利用される．

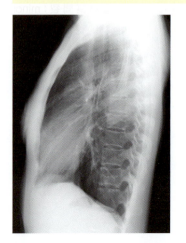
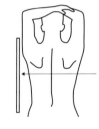

胸部

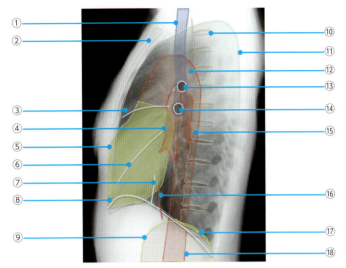

①気管：trachea，②胸骨：sternal bone，③小葉間裂：minor fissure，④右肺動脈：right pulmonary artery，⑤心臓：heart，⑥右大葉間隙：right macrophyll gap，⑦左大葉間隙：left macrophyll gap，⑧横隔膜右縁：right margin of the diaphragm，⑨胃泡：gastric air bubble，⑩胸椎：dorsal vertebra，⑪肺野：pulmonary field，⑫大動脈弓：aortic arch，⑬右上葉気管支正切像：tangent image of the right superior lobar bronchus，⑭左上葉気管支正切像：tangent image of the left superior lobar bronchus，⑮左肺動脈：left pulmonary artery，⑯下大静脈後縁：posterior margin of the inferior vena cava，⑰横隔膜左縁：left margin of the diaphragm，⑱下行大動脈：descending aorta

### 胸部エックス線撮影の側面像

心臓の背側肺野，縦隔（気管，気管支，血管，縦隔リンパ節），心臓，胸郭の前後壁を胸部正面像とともに観察する．肺の器質的変化，金属誤飲物，癌の肺転移等の腫瘤性病変は，上下方向な位置を正面像と側面像で一致させて両画像を観察し，病変の立体的な位置を把握する．

# Ⅵ. 頭部エックス線規格撮影画像

　頭部エックス線撮影は上下顎骨を含めた頭蓋骨の病的変化のスクリーニングとして，または経過観察に実施される．頭蓋骨の形態は複雑であるので，単純エックス線検査としては2方向での撮影が必要になることが多い．ただし，最終的にはCTなどにより三次元的に検査される必要があるため，一般撮影は必要最小限に留めるようになった．

　一方で頭部エックス線規格撮影法は，顎顔面形態の定量的評価のために有用で，現在でも矯正歯科などにおいて標準的な撮影法となっている．特に側面像はセファロ分析に必須となっている．

(中山英二)

# 1. 頭部エックス線規格（正面）撮影

## Point

1. 外耳道をイヤーロッドで固定して規格化して撮影する．エックス線管の焦点と左右イヤーロッドの中心点を結ぶ線分を含む冠状断面間の距離を 150 cm，冠状断面とフィルム間の距離を 15 cm に固定する．エックス線主線は左右イヤーロッドの中心点を結ぶ線分の中点に一致させる．左右イヤーロッドの中心点を結ぶ線分を含む冠状断面上の構造物は，理論上 1.1 倍に拡大されてフィルム面に投影される．
2. 頭部エックス線規格撮影の側面像と合わせて，セファロ分析に利用される．
3. 側面像では観察が難しい顎骨の非対称や偏位を，客観的に評価するために撮影する．

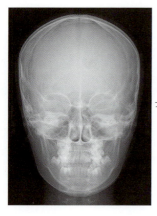

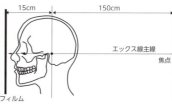

頭部規格撮影

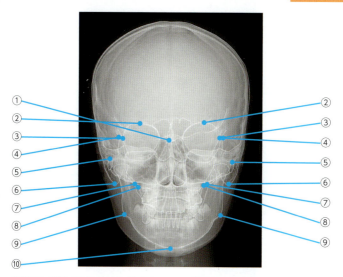

①鶏冠（鶏冠頸部の最も狭窄している部位）：crista galli (NC)，②眼窩の最上点：roof of orbit (RO)，③眼窩縁と斜眼窩線との交点：retro-orbitale (LO)，④前頭頬骨縫合の外側の点：fronto-malar suture (FM)，⑤頬骨弓の最外上方の点：zygoma (Zyg)，⑥乳様突起の最下点：mastoidale (Ms)，⑦頬骨下縁と交わる筋突起との交点と頬骨最下縁点との中点：malar (Ma)，⑧ Malar と上顎第一大臼歯の間で最も陥凹した点：maxillare (Mx)，⑨側方像で決定した Go を水平投影した点：gonion (Go)，⑩オトガイ部の最下点：menton (Me)

## 頭部エックス線規格撮影の正面像（後前方向像）

　セファロ分析において，側方像では左右側の構造物の重複のために観察できない内外側方向の形態を，側方像と併用して分析するために利用する．側方像と同様に，画像上にさまざまな計測点を設定し，それらのうちの2点によって決まる線の長さや，さらにそれらの線のうちの2線が成す角度も計測して，顎顔面骨の形態を定量的に分析する．特に，顎変形症における咬合平面の傾斜や，下顎骨の形態の左右差や側方偏位の評価に有用となる．

## 2. 頭部エックス線規格（側面）撮影

**Point**

1. 外耳道をイヤーロッドで固定し，規格化して撮影する．要件は，
①エックス線管の焦点と頭部正中矢状面間の距離を 150cm，
正中矢状面とフィルム間の距離を 15cm に固定する，②フラン
クフルト平面を水平にする，③咬頭嵌合位を取る，④患者の正
中矢状面をフィルム面と平行にする，⑤エックス線主線は左右
イヤーロッドの中心点に一致させる．
このことにより，正中矢状面の構造物は理論上 1.1 倍に拡大さ
れてフィルム面に投影される．そこで，フィルム面上の距離を
1.1 で割れば，ほぼ実長を計算できる．鼻や口唇などの軟組織
の外形線も描出できるようにする．

2. 規格化することにより，理論上は，頭部が同じ状態であれば同
一の画像が得られ，わずかにでも違う形態でフィルム上に描出
されれば，違う状態であると判断する．

3. 矯正歯科において，顎骨の成長発育や矯正治療による経時変化
を客観的に評価するために撮影する．

# 頭部規格撮影

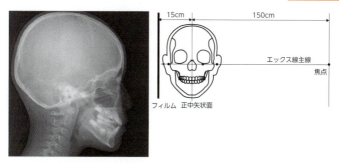

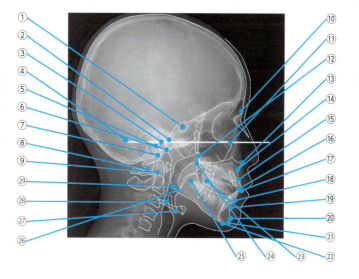

①トルコ鞍の中心点：セラ sella（S），②下顎頭の最上点：コンジリオン condylion（Cd），③骨外耳道の上縁：ポリオン porion（Po），④フランクフルト平面：Frankfort horizontal plane，⑤イヤーロッド：ear rod，⑥下顎枝後縁と頭蓋底の正中面像との交点：アーティキュラーレ articulare（Ar），⑦後頭骨の最後下方点：バジオン basion（Ba），⑧第一頸椎：first cervical vertebra，⑨第二頸椎の歯突起：Odontoid process of the axis，⑩鼻骨前頭縫合の最前点：ナジオン nasion（N），⑪眼窩骨縁最下点：オルビターレ orbitale（Or），⑫翼口蓋窩の最下点：pterygomaxillary fissure（Ptm），⑬前鼻棘の最尖端点：anterior nasal spine（ANS），⑭前鼻棘と上顎中切歯間歯槽突起稜との間の上顎骨外形線上の最深点（A点）：point A（A），⑮上顎中切歯間歯槽突起最前点：プロスチオン prosthion（Pr），⑯下顎中切歯の切縁：superior margin of the mandibular medial incisor（Ii），⑰上顎中切歯の切縁：inferior margin of the maxillary medial incisor（Is），⑱下顎中切歯間歯槽突起の最前点：インフラデンターレ）infradentale（Id），⑲下顎中切歯間歯槽突起稜とポゴニオンとの間の下顎骨外形線上の最深点（B点）：point B（B），⑳下顎骨オトガイ部正中断面像の最前方点：ポゴニオン pogonion（Pog），㉑顔面平面と下顎下縁平面との成す角の二等分線が下顎骨オトガイ部の正中断面像と交わる点：グナチオン gnathion（Gn），㉒下顎骨オトガイ部の正中断面像の最下方点：メントン menton（Me），㉓上下顎骨第一大臼歯の咬頭嵌合の中央点：molar point（Mo），㉔後鼻棘の最尖端点：posterior nasal spine（PNS），㉕舌根表面：surface of the tongue base，㉖口蓋垂：uvula，㉗舌骨：hyoid bone，㉘喉頭蓋：epiglottis，㉙下顎下縁平面と下顎後縁平面との成す角の二等分線が下顎角部外形線と交わる点：ゴニオン gonion（Go）

# 頭部規格撮影

## 頭部エックス線規格撮影の側面像

　歯科矯正学において，画像上にさまざまな計測点を定義している．そしてそれらのうちの2点によって決まる線も多数規定している．さらにそれらの線のうちの2線が成す角度や線の長さも計測して，顎顔面の成長発育を定量的に分析（セファロ分析）する．外科的矯正治療を行う際にも必須の検査となっている．一方で，閉塞性睡眠時無呼吸症候群の患者では，軟口蓋が長いことや咽頭後壁と舌根との間の狭窄が指摘されており，その評価にも利用される．また，口腔内装置により，下顎を前方に誘導して気道を広げる治療を行うことがあるが，装置装着後の気道の拡大を評価することなどにも利用されている．

## 3. 頭部エックス線規格（軸方向）撮影

> **Point**
> 1. 外耳道をイヤーロッドで固定してフランクフルト（FH）平面に平行にフィルムを設定し，エックス線主線をFH平面に垂直に投影して撮影する．エックス線管の焦点とFH平面間の距離を150cm，FH平面とフィルム間の距離を15cmに固定する．エックス線主線は左右イヤーロッドの中心点を結ぶ線分の中点に一致させる．
> 2. 頭部エックス線規格撮影の側面像，正面像と合わせてセファロ分析に利用する．
> 3. 軸位像では下顎骨の非対称や偏位，変形を軸位方向で評価するために撮影する．

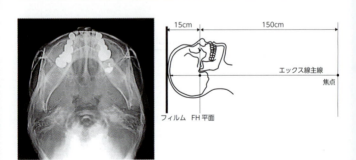

頭部規格撮影

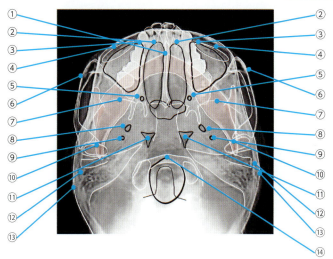

①下顎骨（赤い部分）：mandible, ②鼻腔：nasal cavity, ③上顎洞：maxillary sinus, ④眼窩縁：margin of the orbital cavity, ⑤大口蓋孔：greater palatine foramen, ⑥頬骨弓：zygomatic arch, ⑦中頭蓋窩点（蝶形骨小翼後縁上で棘孔点を結ぶ線に対する最前点）：middle cranial fossa (MCF), ⑧卵円孔：oval foramen, ⑨棘孔点（棘孔の前後的な中心点）：foramina spinasa point (FS), ⑩下顎頭前方点：condylion anterior (CA), ⑪破裂孔：lacerated foramen, ⑫外耳孔：external acoustic foramen, ⑬後頭蓋冠点（棘孔点を結ぶ線に平行な線が頭蓋冠の最大幅部で交わる点）：posterior cranial fossa point (PCV), ⑭棘孔点を結ぶ線に対する大孔縁の最前点：バジオン basion (Ba)

### 頭部エックス線規格撮影の軸位像

　セファロ分析において，下顎骨（上図の赤い領域）の形態の左右差や片側偏位を歯列方向から分析する場合に利用する．ほかには，卵円孔に対する神経ブロックに際して孔の位置を確認するために利用されることもあったが，現在ではCTで三次元的に精密に診査することが可能となり，軸位撮影はあまり行われなくなった．

65

# Ⅶ. 手のエックス線画像（成長評価と成長予測）

　成長期の患者を対象とした歯科治療では，患者の顎顔面頭蓋の成長を個別に評価・予測すること，すなわち個成長の評価・予測が，治療計画の立案において必要となることがある．

　手の骨は，手首側から8個の手根骨（短骨），5個の中手骨（長骨）および14個の指骨（長骨）の合計27個の骨から構成される．手の骨は成人にいたるまで各成長時期に応じた特徴的な形態（化骨）変化を示す．その形態変化は全身骨格系の成長過程を反映していること，および1枚のエックス線画像から成長に関する多くの情報が得られることから，患者の成長段階（骨年齢）の評価や思春期性成長の時期の予測を行うことができる．手のエックス線画像では，前述した手の骨に加えて，母指尺側に出現する種子骨（セサモイド），橈骨骨端および尺骨骨端が評価対象として用いられる．

　手のエックス線画像による成長段階の評価は，患者の顎骨や身体の成長との相関が比較的高いが，個体間変動も存在する．また，顎骨の成長予測では，成長の時期だけでなく，期間，量，速度についても把握する必要があるが，現時点では，これらの全ての項目を正確に予測することは困難である．そのため，成長評価・予測では，手のエックス線画像の他に，身長の成長速度曲線，頭部エックス線規格画像（頸椎の形態変化）および女子では初経の時期などを総合的に分析する必要がある．

（溝口　到）

## 12歳女児

豆状骨を含む全ての手根骨，橈骨骨端，尺骨骨端およびセサモイドの化骨（矢印）が見られる．第3指中節骨骨端のキャップ現象（capping；丸カコミ）も見られる．

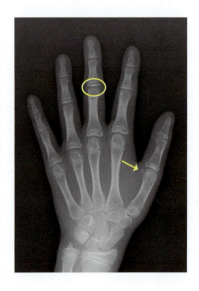

手

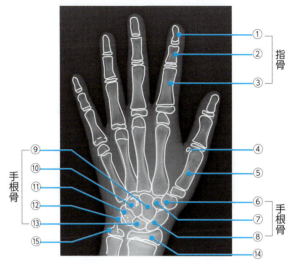

①末節骨：distal phalanx, ②中節骨：middle phalanx, ③基節骨：proximal phalanx, ④種子骨：sesamoid, ⑤中手骨：metacarpal bone, ⑥大菱形骨：trapezium, ⑦小菱形骨：trapezoid, ⑧舟状骨：scaphoid, ⑨有頭骨：capitate, ⑩有鈎骨：hamate, ⑪三角骨：triquetrum, ⑫豆状骨：pisiform, ⑬月状骨：lunate, ⑭橈骨：radius, ⑮尺骨：ulna

### Point
1. 左手の手掌を下にして，手をフィルムカセット面の中央に置く．
2. 第2指から第5指は軽く離し，母指の長軸は第2指長軸との角度が約30度となるように広げた状態で，前腕と第3指の長軸が同一線上になるように調整する．
3. エックス線中心線は第3指中手骨の有頭骨頭（遠位端）とし，管球—フィルム間距離を76cmに合わせる．

### Point
　手のエックス線写真による成長評価・予測では，手根部の化骨核数，有鈎骨の鈎，セサモイド，第3指中節骨骨端，および橈骨骨端を用いる．このほかに，手の各骨の成熟レベルを分類・点数化し，その合計点数から骨年齢を評価するTanner-Whitehouse法などがある．

1. 手根部の化骨核数
　手根骨，橈骨骨端および尺骨骨端の手根部の骨は，成長に伴い化骨核数が増加していく．まず生後2カ月くらいで有頭骨が化骨し，最後に8歳から11歳で豆状骨の化骨核が出現する．手根部の化骨状態を診ることによって，患者の骨年齢（成長段階）を大まかに評価できる．

2. 有鈎骨の有鈎骨鈎の出現
　思春期性成長直前に骨体部遠位側に有鈎骨鈎が出現し（G），成長に伴いその化骨の程度と範囲が増加していく．

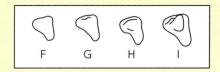

3. 種子骨（セサモイド）の出現

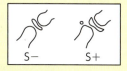

種子骨は思春期性最大成長の1年前から直前に母指尺側に出現する（S+）ため、患者の思春期性最大成長（ピーク）の予測に用いられる.
出現年齢の平均は、女子で10歳、男子で12歳前後である.

4. 第3指中節骨骨端のキャップ現象

手の長骨の骨端核は、成長に伴い、その厚径と幅径が徐々に増加していく. 骨端の幅径が骨幹と同じになると（F）、骨端核の辺縁部は骨幹に向かって垂れ下がるようになる（G）. この状態をキャップ現象（capping）と呼ぶ. 第3指中節骨のキャップ現象は思春期性最大成長の前後に見られる.

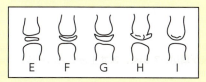

5. 橈骨骨端の癒合

長骨では、思春期後半で骨端と骨幹の癒合が進行し、思春期性成長の終了時に完全に癒合し、軟骨組織である成長板は消失する（I）. 橈骨骨端の癒合が進行し、成長板両端にギャップが存在する状態（IJ）は、思春期成長がほぼ終了と評価される.

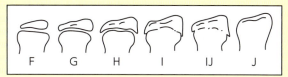

## 6歳女児

大菱形骨,舟状骨,有頭骨,有鈎骨,三角骨,月状骨,および橈骨骨端,合計7個の化骨核が見られる.

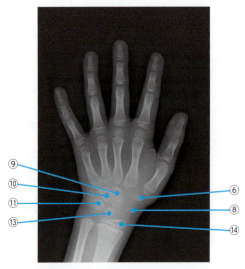

⑥大菱形骨:trapezium, ⑧舟状骨:scaphoid, ⑨有頭骨:capitate, ⑩有鈎骨:hamate, ⑪三角骨:triquetrum, ⑬月状骨:lunate, ⑭橈骨:radius

# 9歳女児

豆状骨を除く手根骨7個，および橈骨骨端と尺骨骨端，合計9個の化骨核が見られる．有鈎骨鈎の化骨ははじまっているが，セサモイドの化骨は見られない．

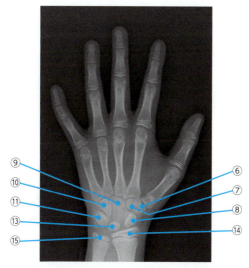

⑥大菱形骨：trapezium，⑦小菱形骨：trapezoid，⑧舟状骨：scaphoid，⑨有頭骨：capitate，⑩有鈎骨：hamate，⑪三角骨：triquetrum，⑬月状骨：lunate，⑭橈骨：radius，⑮尺骨：ulna

# 15歳女子

橈骨の骨端と骨幹の癒合がほぼ終了しているが，辺縁部にはギャップ（矢印）が見られる．この状態は，思春期成長がほぼ終了したことを示している．また，有鈎骨遠位側に有鈎骨鈎，三角骨尺側に豆状骨の化骨が見られる．

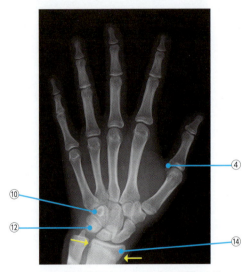

④種子骨：sesamoid，⑩有鈎骨：hamate，⑫豆状骨：pisiform，⑭橈骨：radius

# Ⅷ. 歯科用コーンビーム（CB）CT

　歯科用コーンビーム CT（以下 CBCT）の歴史は比較的新しく，臨床に用いられるようになったのは 2000 年以降である．エックス線が円錐（コーン）状に照射されることが名称の由来である．対する医科で利用される CT は，シングルスライスの時代はファン（扇状）ビームといわれたが，マルチスライス化が進む現在においては医科用 CT もコーンビームに近い照射形状となってきている．

　歯科では，特に歯や顎骨等の限局した硬組織に関心が高いことから，"歯科用"の名前の通り，硬組織の精密診断に特化した撮影装置である．これにより，CBCT は高解像度で低被ばくを実現した．短所としては，医科用 CT のように軟組織を評価することが不可能なこと，また，エックス線減弱係数から導かれる CT 値のような絶対値を持たないため，画素値による定量評価が困難なことが挙げられる．

　CBCT の適応は顎顔面領域の硬組織の評価であれば全て対象となるといえる．しかし，いくつか注意すべき点がある．CBCT は狭い場合は数本の歯から，広い範囲では上下顎全体を一度に撮影可能であることから，撮影前にどの程度の撮影範囲に設定するかが重要となる．撮影範囲を狭く設定するほど高解像度の画像が収集できるため，必要最小限の照射野にすべきである．

　次に，CBCT の読影に関しては，CBCT の画素値による定量評価は困難なことから，硬組織の形態診断が中心となる．また，CBCT から得られる画像はボリュームデータであることから，医療用画像を閲覧解析するソフトウェアの操作に習熟することも必須といえる．多方向から連続的に，すなわち 3 次元的に画像を観察することにより，CBCT より得られる診断情報を最大限に利用できるようになる．

（吉浦一紀，河津俊幸）

## 1. 顔面 CBCT 水平断像① （下顎頭レベル）

> **Point**
> 1. 下顎頭レベルの水平断像では，上顎洞や鼻腔等の歯科疾患と関連した解剖学的構造物が描出される．
> 2. 上顎洞では，洞壁の骨肥厚の有無，粘膜肥厚の有無等が診断すべきポイントとなる．

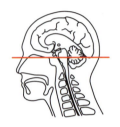

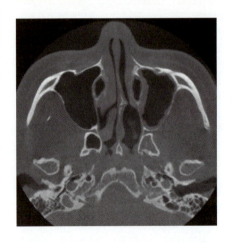

CBCT

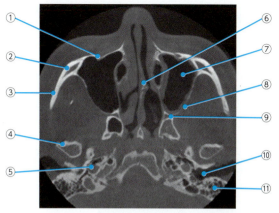

①眼窩下管：infraorbital canal，②頬骨突起：zygomatic process，③頬骨弓：zygomatic arch，④下顎頭：mandibular condyle，⑤頸動脈管：carotid canal，⑥鼻中隔：nasal septum，⑦上顎洞：maxillary sinus，⑧上顎洞後壁：posterior wall of maxillary sinus，⑨翼口蓋窩：pterygopalatine fossa，⑩外耳道：external acoustic meatus，⑪乳突蜂巣：mastoid air cells

## OMU（ostiomeatal unit）

　上顎洞，前篩骨洞，前頭洞の複合体を機能単位とした名称．鼻腔副鼻腔の排泄機能を理解するうえで重要な構造で，ポリープ等の形態異常があると副鼻腔炎の要因となる．OMUの障害は歯性上顎洞炎の予後にも大きく関連する．OMUの評価には冠状断が有効である．

## 水平断像② (茎状突起起始部レベル)

> **Point**
> 1. 翼口蓋窩は下方へ行くに従って口蓋管へと移行していき,翼状突起は外側板と内側板に分かれ,翼突窩が形成される.
> 2. 病変によっては,翼口蓋窩に沿って進展するものがあるので,注意が必要である.

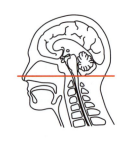

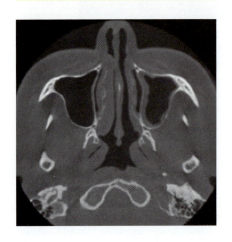

# CBCT

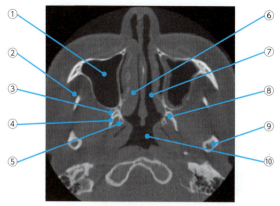

①上顎洞：maxillary sinus, ②筋突起：coronoid process, ③翼口蓋窩：pterygopalatine fossa, ④翼状突起外側板：lateral plate of pterygoid process, ⑤翼状突起内側板：medial plate of pterygoid process, ⑥下鼻甲介：inferior nasal concha, ⑦鼻腔：nasal cavity, ⑧翼突窩：pterygoid fossa, ⑨下顎頸：condylar neck, ⑩上咽頭：epipharynx

## 翼口蓋窩

　前方は上顎骨，後方は蝶形骨（翼状突起），内側は口蓋骨で構成される細長い窩．同部位を通して頭蓋底，眼窩，鼻腔，口腔等あらゆる方向の孔・管と連絡する交通の要所である．上顎神経，顎動脈が通る．

## 水平断像③ (下顎切痕レベル)

**Point**
1. さらに下方へ移ると,筋突起,関節突起は消失し,下顎枝本体のみとなる.
2. 下顎枝に発生した病変は,筋突起や関節突起レベルにまで進展することがあるので,注意が必要である.

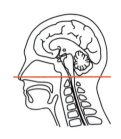

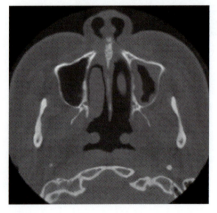

# CBCT

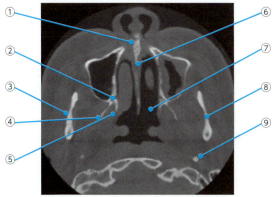

①前鼻棘：anterior nasal spine，②大口蓋管：greater palatine canal，③下顎枝：ramus，④翼状突起外側板：lateral plate of pterygoid process，⑤翼状突起内側板：medial plate of pterygoid process，⑥鼻中隔：nasal septum，⑦後鼻孔：posterior nasal aperture，⑧下顎切痕：mandibular notch，⑨茎状突起：styloid process

## 水平断像④ (上顎洞底レベル)

> **Point**
> 1. 上顎洞底のレベルの画像では，歯性感染による上顎洞粘膜肥厚の有無が観察できる．
> 2. 粘膜肥厚を認めた場合は，確実な診断のために，冠状断や矢状断の画像を用いて歯と肥厚した粘膜との関係を確認すべきである．
> 3. 埋伏智歯等の抜歯でも，3次元画像を利用して根尖と上顎洞との関係を術前に把握しておく．

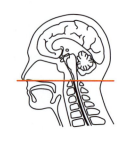

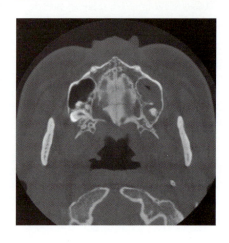

CBCT

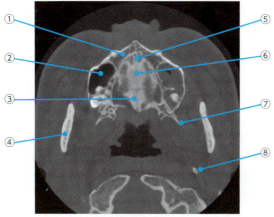

①上顎骨：maxilla, ②上顎洞：maxillary sinus, ③口蓋骨：palatine bone, ④下顎枝：ramus, ⑤切歯管：incisive canal, ⑥正中口蓋縫合：median palatine suture, ⑦翼状突起外側板：lateral plate of pterygoid process, ⑧茎状突起：styloid process

## 水平断像⑤ (上顎歯槽骨レベル)

**Point**
1. 上顎歯槽骨レベルの画像では，上顎の歯の状態が観察できる．
2. 歯根膜腔拡大の有無やその程度，骨硬化の状態を確認する．歯根の数や形態異常の有無も確認できる．

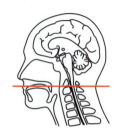

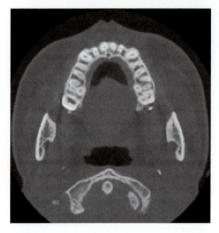

CBCT

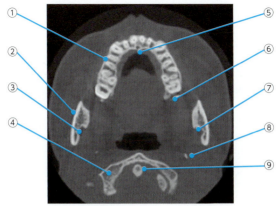

①上顎骨：maxilla，②下顎枝：ramus，③下顎孔：mandibular foramen，④環椎：atlas，⑤切歯管：incisive canal，⑥上顎結節：maxillary tuberosity，⑦下顎小舌：mandibular lingula，⑧茎状突起：styloid process，⑨歯突起：dens

## 水平断像⑥ (下顎歯槽骨レベル)

**Point**
1. 下顎歯槽骨レベルの画像でも,上顎同様に歯および歯周組織の状態が確認できる.
2. 図のように顎骨全体を撮影した場合には,歯の破折や側枝の観察には不向きであるので,より撮影範囲を絞った画像で読影しないと誤診の原因となる.

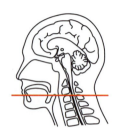

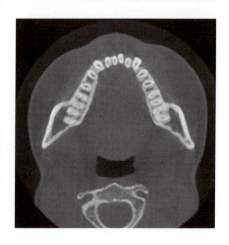

CBCT

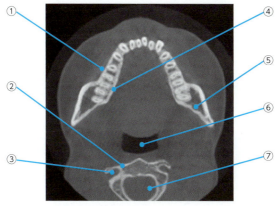

①下顎骨：mandible, ②軸椎：axis, ③横突孔：transverse foramen, ④顎舌骨筋線：mylohyoid line, ⑤下顎管：mandibular canal, ⑥中咽頭：mesopharynx, ⑦椎孔：vertebral foramen

### 下顎に付着する筋肉

　下顎骨には，主に咀嚼や嚥下に関連したさまざまな筋肉が起始・停止しているので，付着部位の解剖学的位置とともに，それらの筋肉を把握しておくことは重要である．

　翼突筋窩…外側翼突筋，翼突筋粗面…内側翼突筋，筋突起…側頭筋，咬筋粗面…咬筋，顎舌骨筋線…顎舌骨筋，二腹筋窩…顎二腹筋，オトガイ棘…オトガイ舌筋，オトガイ舌骨筋．

## 水平断像⑦ (オトガイ孔レベル)

> **Point**
> 1. オトガイ孔レベルの画像では,オトガイ孔の位置や下顎管の走行状態が確認できる.
> 2. 下顎管の同定は,必ず連続画像によって確認する.そうでないと,骨梁構造の一部を下顎管と見誤ることがある.
> 3. 下顎前歯部のインプラントでは,オトガイ孔からさらに近心に延びる分枝の状態も確認する.

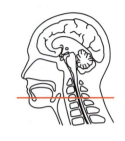

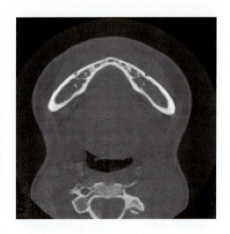

CBCT

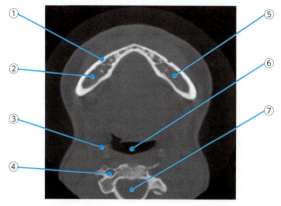

①オトガイ孔：mental foramen，②下顎骨：mandible，③舌骨：hyoid bone，④横突孔：transverse foramen，⑤下顎管：mandibular canal，⑥中咽頭：mesopharynx，⑦椎孔：vertebral foramen

### オトガイ孔

　下顎神経から分枝した下歯槽神経は下顎孔から入り，下顎骨体内で下歯槽神経叢を形成した後に，さらにオトガイ神経を分枝してオトガイ孔から出る．オトガイ孔の位置は，おおよそ下顎第二小臼歯の下方に位置する．まれに，副オトガイ孔をオトガイ孔周囲に認めることがあり，麻酔やインプラント埋入の際には注意を要する．

## 水平断像⑧ (舌骨レベル)

> **Point**
> 1. 進行した歯周炎の場合,歯槽骨のみならず下顎体にも骨硬化の所見が現れるので,チェックする.
> 2. 医科CTと異なりCT値は持たないので,直感的な骨硬化程度の判定や骨梁構造の把握は可能であるが,定量的な評価はできないことに留意しながら読影すべきである.

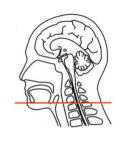

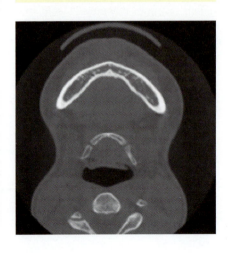

# CBCT

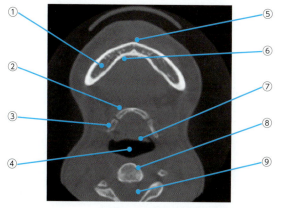

①下顎骨：mandible，②舌骨体：hyoid bone (body)，③舌骨大角：hyoid bone (greater horn)，④咽頭腔：pharyngeal cavity，⑤オトガイ隆起：mental protuberance，⑥二腹筋窩：digastric fossa，⑦喉頭蓋：epiglottis，⑧椎体：vertebral body，⑨椎孔：vertebral foramen

## 正中舌側孔

下顎骨オトガイ部舌側に見られる小孔．孔の数も位置もさまざまである．舌下動脈や顎舌骨筋神経の経路となる．下顎前歯部インプラント埋入の際には，術前に把握すべき構造物とされている．

## 2. 顔面 CBCT 冠状断像① (上顎小臼歯レベル)

> **Point**
> 1. 冠状断の場合,断層内に補綴物を伴う歯がない場合でも,断層外の金属からの影響を受ける.
> 2. 骨欠損やカリエスのように見える場合にも,断層前後の画像を確認してアーチファクトによる影響の有無を調べる必要がある.

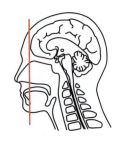

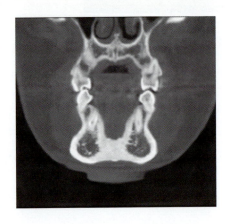

CBCT

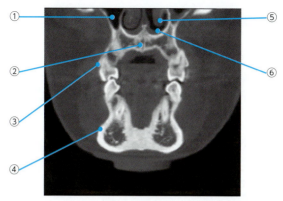

①上顎洞：maxillary sinus, ②切歯管：incisive canal, ③上顎骨：maxilla, ④下顎骨：mandible, ⑤下鼻甲介：inferior nasal concha, ⑥鼻腔：nasal cavity

## 冠状断像② (オトガイ孔レベル)

> **Point**
> 1. 冠状断像では，歯槽骨の頬舌的な吸収状態が観察できる．
> 2. 歯槽頂から下顎管，あるいは上顎洞底までの距離を計測する際にも有用であるが，断面の角度に注意しないと過大に計測する場合がある．

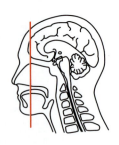

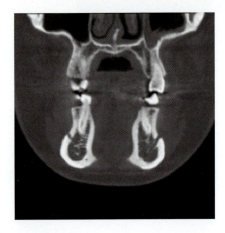

CBCT

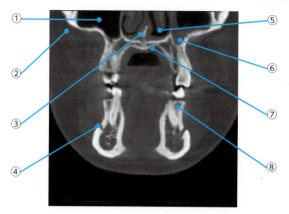

①上顎洞：maxillary sinus，②頬骨突起：zygomatic process，③鼻中隔：nasal septum，④オトガイ孔：mental foramen，⑤鼻腔：nasal cavity，⑥歯槽陥凹：alveolar recess，⑦口蓋突起：palatine process，⑧歯槽突起：alveolar process

### 粘液貯留嚢胞

パノラマ写真等で洞底にドーム状の軟部陰影を認めることがあり，その多くは粘液貯留嚢胞である．洞底以外に側壁に発生することもある．基本的に無症状のため，特に処置を行わないので，上顎洞炎との鑑別が重要となる．前出の通り，その形態が鑑別ポイントとなる．

## 冠状断像③ （上顎大臼歯レベル）

**Point**
1. 歯性上顎洞炎を疑う症例では，冠状断像や歯列に沿った矢状断像が有効である．
2. 上顎洞の粘膜肥厚を認めた場合は，根尖病巣（根尖部歯根膜腔拡大）の有無，および上顎洞底の骨の消失や挙上の有無を確認する．根尖病巣があれば，たとえ洞底の骨が保たれていても，粘膜肥厚を認める場合もある．

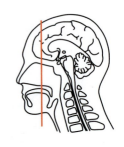

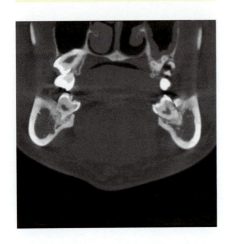

CBCT

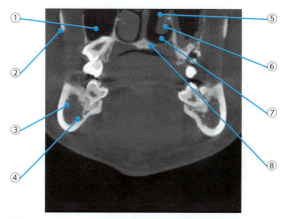

①上顎洞：maxillary sinus，②筋突起：coronoid process，③下顎骨：mandible，④下顎管：mandibular canal，⑤中鼻道：middle meatus，⑥下鼻甲介：inferior nasal concha，⑦下鼻道：inferior meatus，⑧口蓋骨：palatine bone

### 上顎の囊胞，あるいは腫瘍性病変について

　上顎に大きな囊胞，あるいは腫瘍性病変を認めた場合，発生由来が上顎骨内であるのか上顎洞であるのかを鑑別することは，診断するうえで大変重要なことである．鑑別する際のポイントとしては，上顎洞底の骨の状態に着目する．上顎骨内由来であれば，必ず上顎洞底の骨を挙上しているような所見が病変周囲に現れるので，注意深く観察する．

## 冠状断像④ (下顎智歯根尖レベル)

**Point**
1. 下顎智歯根尖レベルの冠状断像は，下顎埋伏智歯の抜歯で検査することが多い．
2. 智歯根尖と下顎管との位置関係を見きわめるには，1断面図だけではなく，連続画像として下顎管の走行を追うことが同定のポイントとなる．

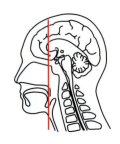

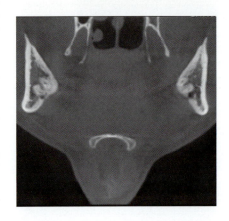

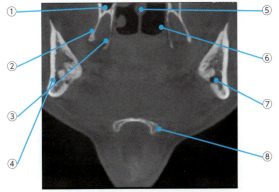

①上顎洞：maxillary sinus, ②翼状突起外側板：lateral plate of pterygoid process, ③翼状突起内側板：medial plate of pterygoid process, ④下顎骨：mandible, ⑤鼻中隔：nasal septum, ⑥鼻腔：nasal cavity, ⑦下顎管：mandibular canal, ⑧舌骨：hyoid bone

## 冠状断像⑤ (下顎孔レベル)

**Point**
1. CBCTでも正常軟組織は描出されるが, あくまでも形態のみの診断となる.
2. 軟組織内に病変があった場合に, CBCTでの読影は困難であることに留意しなければならない.

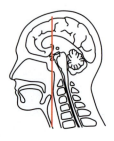

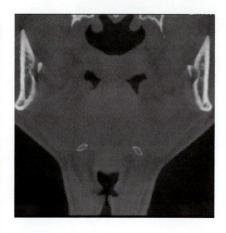

# CBCT

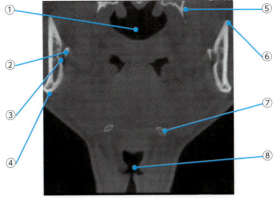

①中咽頭：mesopharynx, ②下顎小舌：mandibular lingula, ③下顎孔：mandibular foramen, ④下顎角：mandibular angle, ⑤翼状突起外側板：lateral plate of pterygoid process, ⑥下顎切痕：mandibular notch, ⑦舌骨：hyoid bone, ⑧喉頭：larynx

## 3. 下顎骨 CBCT　歯列平行矢状断像①

> **Point**
> 1. CBCT では，撮影範囲を絞ることで医科 CT よりさらに高解像度の画像を得ることができる．
> 2. これにより微細な骨梁構造や歯根膜腔，細い神経血管腔が確認できる．
> 3. 皮質骨を頰舌的に貫通するフォルクマン管が観察されることがあるので，骨折線と間違えないように注意する．

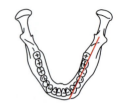

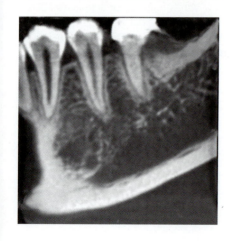

# CBCT

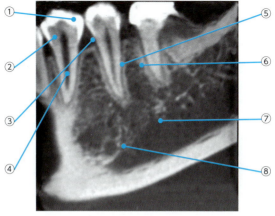

①エナメル質：enamel，②象牙質：dentin，③エナメル象牙境：dentinoenamel junction，④歯髄腔：pulp cavity，⑤歯根膜腔：periodontal ligament space，⑥歯槽骨：alveolar bone，⑦下顎体：body of mandible，⑧オトガイ孔：mental foramen

## 歯列平行矢状断像②

> **Point**
> 1. 読影の際に注意すべきポイントとして，歯科金属のアーチファクトが挙げられる．
> 2. アーチファクトの出現パターンを理解して，歯質の欠損や破折と見誤らないように注意しないといけない．
> 3. また，アーチファクトを避けるための撮影ポジションの工夫も重要である．

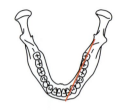

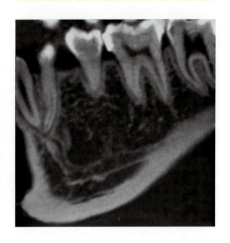

# CBCT

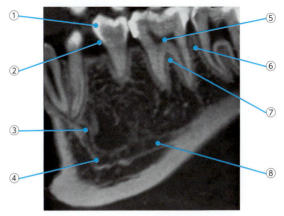

①エナメル質：enamel，②エナメル象牙境：dentinoenamel junction，③栄養管：nutrient canal，④下顎切歯管：mandibular incisive canal，⑤歯髄腔：pulp cavity，⑥槽間中隔：interalveolar septum，⑦根間中隔：interradicular septum，⑧下顎管：mandibular canal

### 下顎切歯管

　下顎管は，オトガイ孔に到達する前に一旦前方に進展して，Uターンする．そのUターンの途中で，さらに前方に下顎切歯管を分枝する．切歯管の太さは個人差が大きく，CBCT画像でも同定できない場合も多い．

105

# Ⅸ. CT

　CT（コンピュータ断層法）はエックス線を用いて人体の断層像を撮像する画像診断法である．多方向から連続的に，すなわち3次元的に画像を観察することにより，診断情報を最大限に得ることができる．

　撮像はCTによる被曝を鑑み，放射線防護の原則を十分に考慮する．診断目的に応じ，撮像範囲や線量の工夫をすることで，被曝の低減が可能である．診断の障害になる，歯科金属によるアーチファクトを避けるための撮影ポジションの工夫も重要である．

　撮像後，コンピュータ上で軟組織と骨組織の観察を行うために2種類の画像を作成する．また，診断目的に応じ，コンピュータにより，ほかの断面像（Multiplanar reconstruction像，MPR像）を表示できる．本法は上顎洞病変，インプラント術前等，さまざまな症例の診断に有用である．

　CTは単純エックス線画像や歯科用CBCTと異なり，硬組織のみならず軟組織を評価することができる．組織特有の値を示すCT値は定量評価を可能とし，診断にあたり非常に有用である．

　血管増生の盛んな腫瘍や炎症等の症例では，造影CTにより病変をより明瞭に描出できるほか，造影パターンが診断の助けとなる．

（後藤多津子）

# 1. 顔面 CT　硬組織モード　水平断像① （前頭洞レベル）

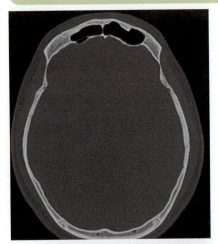
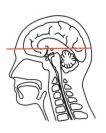
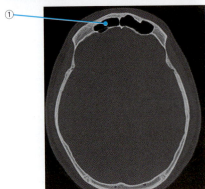

①前頭洞：frontal sinus

# 硬組織モード　水平断像② （篩骨洞レベル）

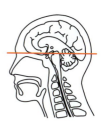

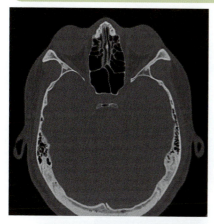

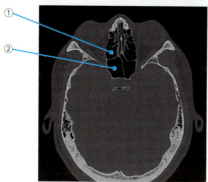

①篩骨洞：ethmoid sinus，②蝶形骨洞：sphenoid sinus

## 硬組織モード　水平断像③　(頭蓋底レベル)

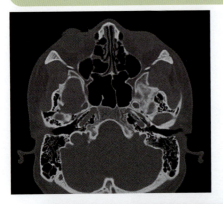
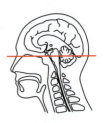
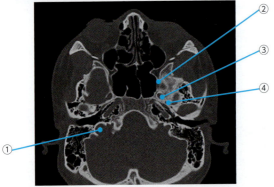

①頸静脈孔：jugular foramen, ②正円孔：foramen rotundum, ③卵円孔：oval foramen, ④棘孔：spinous foramen

# 硬組織モード　水平断像④（眼窩底レベル）

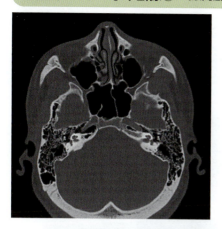

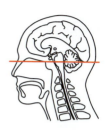

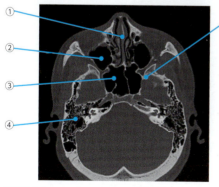

①鼻中隔：nasal septum，②上顎洞：maxillary sinus，③蝶形骨洞：sphenoid sinus，④乳突蜂巣：mastoid air cells，⑤正円孔：foramen rotundum

## 硬組織モード　水平断像⑤（外耳道レベル）

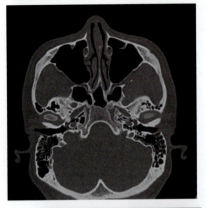

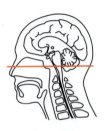

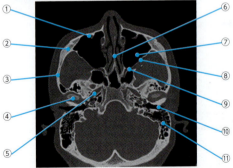

①眼窩下管：infraorbital canal，②頬骨突起：zygomatic process，③頬骨弓：zygomatic arch，④下顎頭：mandibular condyle，⑤頸動脈管：carotid canal，⑥鼻中隔：nasal septum，⑦上顎洞：maxillary sinus，⑧上顎洞後壁：posterior wall of maxillary sinus，⑨翼口蓋窩：pterygopalatine fossa，⑩外耳道：external acoustic meatus，⑪乳突蜂巣：mastoid air cells

## CT

### 硬組織モード　水平断像⑥　（上顎洞中央レベル）

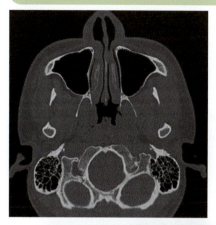
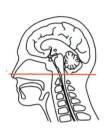
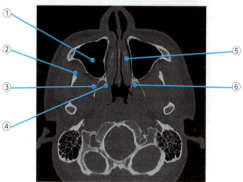

①上顎洞：maxillary sinus，②筋突起：coronoid process of mandible，③翼状突起外側板：lateral plate of pterygoid process，④翼状突起内側板：medial plate of pterygoid process，⑤下鼻甲介：inferior nasal concha，⑥翼突窩：pterygoid fossa

# 硬組織モード　水平断像⑦　(下顎切痕レベル)

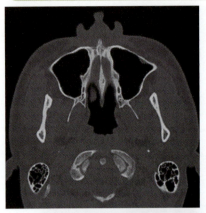
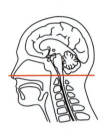
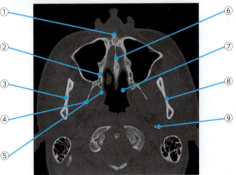

①前鼻棘：anterior nasal spine, ②大口蓋管：greater palatine canal, ③下顎枝：ramus, ④翼状突起外側板：lateral plate of pterygoid process, ⑤翼状突起内側板：medial plate of pterygoid process, ⑥鼻中隔：nasal septum, ⑦後鼻孔：posterior nasal aperture, ⑧下顎切痕：mandibular notch, ⑨茎状突起：styloid process

## 硬組織モード　水平断像⑧　(上顎洞底レベル)

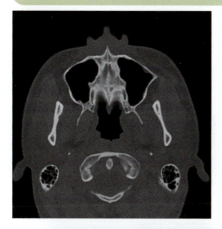
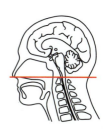
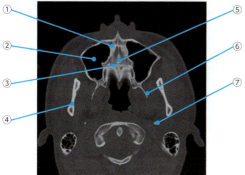

①上顎骨：maxilla，②上顎洞：maxillary sinus，③口蓋骨：palatine bone，④下顎枝：ramus，⑤正中口蓋縫合：median palatine suture，⑥翼状突起外側板：lateral plate of pterygoid process，⑦茎状突起：styloid process

## 硬組織モード　水平断像⑨　（上顎歯槽骨レベル）

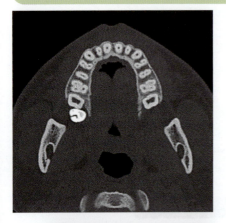
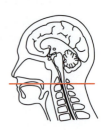
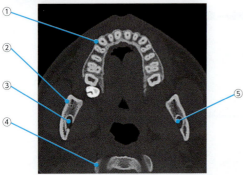

①上顎骨：maxilla, ②下顎枝：ramus, ③下顎孔：mandibular foramen, ④環椎：atlas, ⑤下顎小舌：mandibular lingula

## CT

### 硬組織モード　水平断像⑩　（下顎歯槽骨レベル）

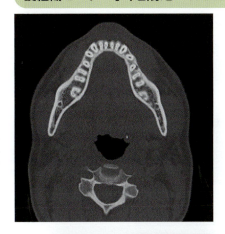
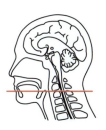
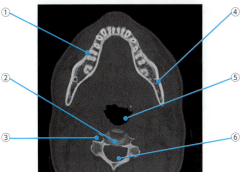

①下顎骨：mandible，②軸椎：axis，③横突孔：transverse foramen，④下顎管：mandibular canal，⑤中咽頭：oropharynx，⑥椎孔：vertebral foramen

# 硬組織モード　水平断像⑪　（オトガイ孔レベル）

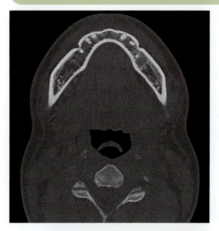
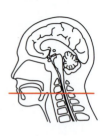
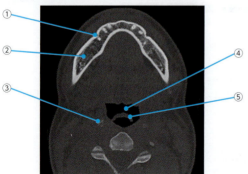

①オトガイ孔：mental foramen, ②下顎骨：mandible, ③舌骨：hyoid bone, ④中咽頭：oropharynx, ⑤喉頭蓋：epiglottis

# CT

## 硬組織モード　水平断像⑫　(舌骨レベル)

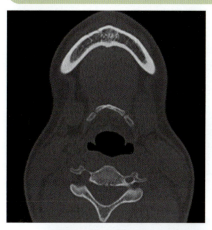
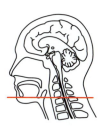
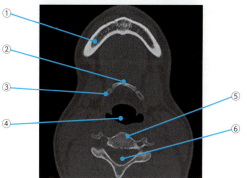

①下顎骨：mandible, ②舌骨(体)：hyoid bone (body), ③舌骨(大角) (greater horn), ④咽頭腔：pharyngeal cavity, ⑤椎体：vertebral body, ⑥椎孔：vertebral foramen

## 2. 硬組織モード　冠状断像① （下顎4・上顎5相当部）

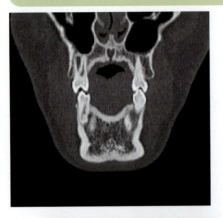
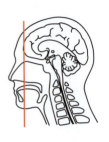
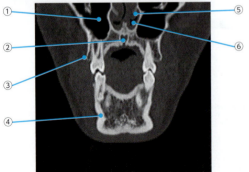

①上顎洞：maxillary sinus, ②切歯管：incisive canal, ③上顎骨：maxilla, ④下顎骨：mandible, ⑤下鼻甲介：inferior nasal concha, ⑥鼻腔：nasal cavity

CT

## 硬組織モード　冠状断像②　(上顎6相当部)

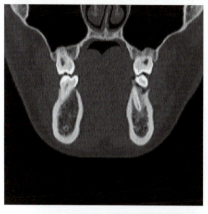
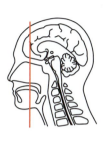
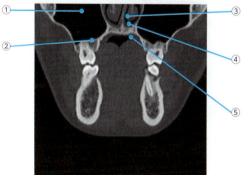

①上顎洞：maxillary sinus，②上顎洞底：floor of maxillary sinus，③鼻中隔：nasal septum，④鼻腔：nasal cavity，⑤口蓋骨：palatine bone

## 硬組織モード　冠状断像③　（上顎7相当部）

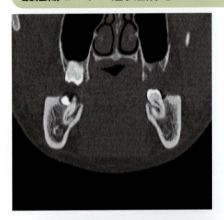
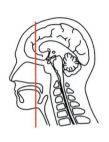
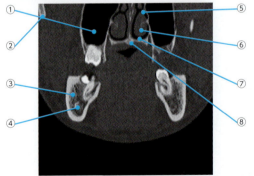

①上顎洞：maxillary sinus，②筋突起：coronoid process of mandible，③下顎骨：mandible，④下顎管：mandibular canal，⑤中鼻道：middle meatus，⑥下鼻甲介：inferior nasal concha，⑦下鼻道：inferior meatus，⑧口蓋骨：palatine bone

## 硬組織モード 冠状断像④ (下顎8相当部)

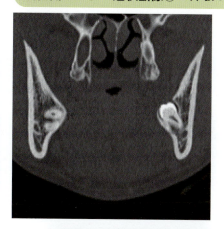
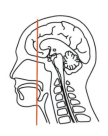

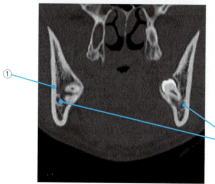

①下顎骨:mandible, ②下顎管:mandibular canal

# 硬組織モード　冠状断像⑤　(卵円孔レベル)

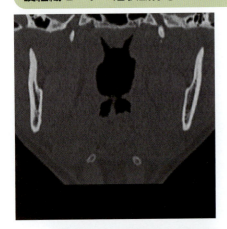
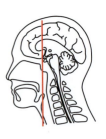
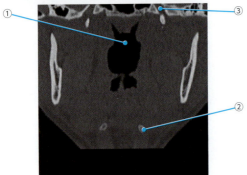

①中咽頭：oropharynx，②舌骨：hyoid bone，③卵円孔：foramen ovale

CT

## 3. 顔面 CT 軟組織モード　水平断像① （篩骨洞レベル）

> **Point**
>
> 　組織特有の値を示す CT 値は定量評価を可能とし，診断にあたり非常に有用である．
> 　フィルムにおいて CT 値を計測できない場合でも，軟組織モードにおける組織や病変の density をよく観察し性状を把握することが大切である．

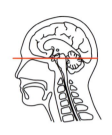

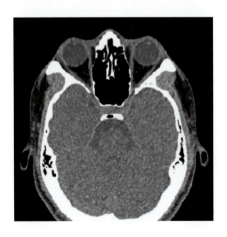

CT

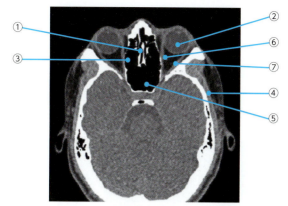

①鼻中隔：nasal septum，②眼球：eyeball，③篩骨蜂巣：ethmoid air cells，④側頭筋：temporal muscle，⑤蝶形骨洞：sphenoid sinus，⑥内眼筋：intraocular muscle，⑦外眼筋：extraocular muscle

# 軟組織モード　水平断像② (下顎頭レベル)

> **Point**
> CT軟組織モードにおいては，硬組織は実際よりもぼやけたような形態を呈するので注意する．

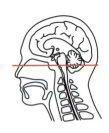

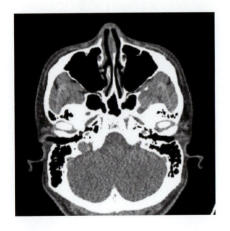

CT

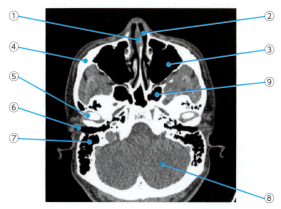

①鼻中隔：nasal septum，②鼻腔：nasal cavity，③上顎洞：maxillary sinus，④頬骨：zygomatic bone，⑤下顎頭：mandibular condyle，⑥外耳道：external acoustic meatus，⑦乳突蜂巣：mastoid air cells，⑧小脳：cerebellum，⑨蝶形骨洞：sphenoid sinus

## 軟組織モード　水平断像③　(上顎洞中央レベル)

> **Point**
> 4つの咀嚼筋が観察される断面である．

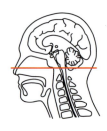

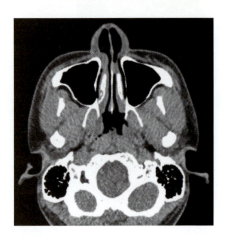

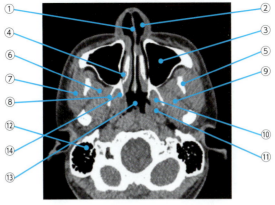

①鼻中隔：nasal septum，②鼻腔：nasal cavity，③上顎洞：maxillary sinus，④下鼻甲介：inferior nasal concha，⑤下顎骨筋突起：coronoid process of mandible，⑥側頭筋：temporal muscle，⑦咬筋：masseter muscle，⑧翼状突起外側板：lateral plate of pterygoid process，⑨外側翼突筋：lateral pterygoid muscle，⑩内側翼突筋：medial pterygoid muscle，⑪口蓋帆張筋：tensor veli palatini muscle・口蓋帆挙筋：levator veli palatini muscle，⑫乳突蜂巣：mastoid air cells，⑬鼻咽頭：nasopharynx，⑭翼状突起内側板：medial plate of pterygoid process

# 軟組織モード　水平断像④　(耳下腺レベル)

> **Point**
> 耳下腺には多数の脂肪細胞が存在し，正常な状態においては筋よりも低いdensityを呈する．

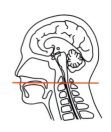

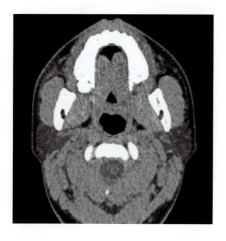

CT

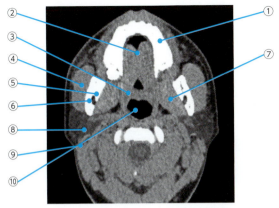

①上顎骨：maxilla, ②舌：tongue, ③軟口蓋：soft palate, ④咬筋：masseter muscle, ⑤下顎枝：ramus, ⑥下顎孔：mandibular foramen, ⑦内側翼突筋：medial pterygoid muscle, ⑧耳下腺：parotid gland, ⑨胸鎖乳突筋：sternocleidomastoid muscle, ⑩鼻咽頭：nasopharynx

# 軟組織モード　水平断像⑤　（下顎歯槽骨レベル）

> **Point**
> 舌下腺も，正常な状態においては咀嚼筋よりも低いdensityを呈する．

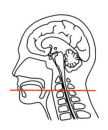

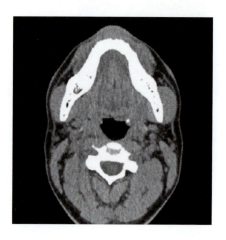

CT

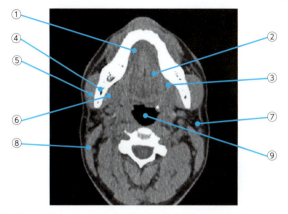

①舌下腺：sublingual gland，②オトガイ舌筋：genioglossus muscle，③顎舌骨筋：mylohyoid muscle，④下顎骨：mandible，⑤咬筋：masseter muscle，⑥内側翼突筋：medial pterygoid muscle，⑦耳下腺：parotid gland，⑧胸鎖乳突筋：sternocleidomastoid muscle，⑨中咽頭：oropharynx

### NOTE
単純CT上，リンパ節と血管のdensityは同等である．多くのCT断面像を観察し，その形態や走行により両者を鑑別する．また，正常リンパ節にはリンパ門が観察されることもある．

# 軟組織モード　水平断像⑥（舌骨レベル）

> **Point**
> 顎下腺は咀嚼筋やリンパ節と同等のdensityを呈する．顎下腺部の病変が腺内か腺外かを鑑別する際には，血管の走行にも留意する．

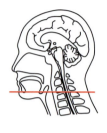

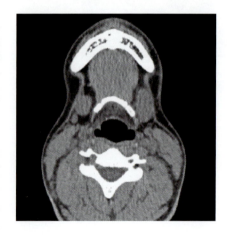

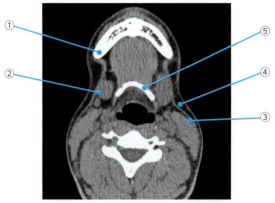

①下顎骨：mandible, ②顎下腺：submandibular gland, ③胸鎖乳突筋：sternocleidomastoid muscle, ④広頚筋：platysma, ⑤舌骨：hyoid bone

## 4. 軟組織モード　冠状断像① （上顎臼歯レベル）

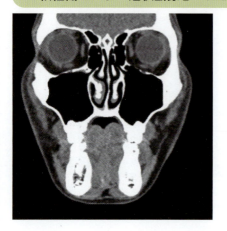
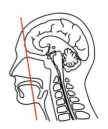

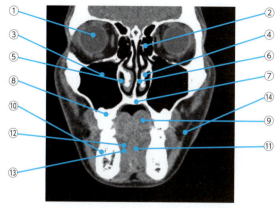

①眼球：eyeball，②篩骨蜂巣：ethmoid air cells，③上顎洞：maxillary sinus，④下鼻甲介：inferior nasal concha，⑤鼻腔：nasal cavity，⑥鼻中隔：nasal septum，⑦硬口蓋：hard palate，⑧上顎骨：maxilla，⑨舌：tongue，⑩下顎骨：mandible，⑪オトガイ舌筋：genioglossus muscle，⑫舌下腺：sublingual gland，⑬顎舌骨筋：mylohyoid muscle，⑭広頸筋：platysma

# 軟組織モード 冠状断像② (下顎大臼歯レベル)

> **Point**
> 病変が顎舌骨筋の上方(舌下隙)か下方(顎下隙)かによって，手術時のアプローチが決まる．

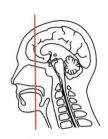

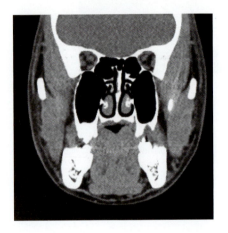

CT

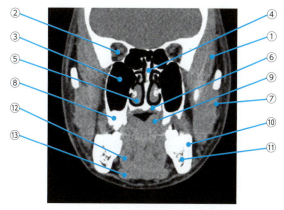

①側頭筋：temporal muscle, ②眼窩：orbit, ③上顎洞：maxillary sinus, ④鼻中隔：nasal septum, ⑤鼻腔：nasal cavity, ⑥硬口蓋：hard palate, ⑦咬筋：masseter muscle, ⑧上顎骨：maxilla, ⑨舌：tongue, ⑩下顎骨：mandible, ⑪下顎管：mandibular canal, ⑫顎舌骨筋：mylohyoid muscle, ⑬顎二腹筋（前腹）：anterior belly of digastric muscle

## 軟組織モード　冠状断像③　（下顎枝レベル）

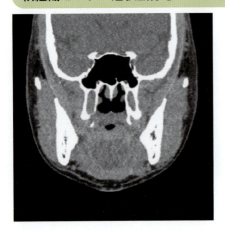
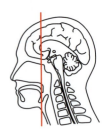

CT

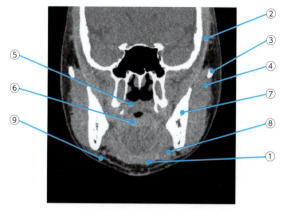

①顎二腹筋（前腹）：anterior belly of digastric muscle，②側頭筋：temporal muscle，③頬骨弓：zygomatic arch，④咬筋：masseter muscle，⑤軟口蓋：soft palate，⑥舌：tongue，⑦下顎骨：mandible，⑧顎下腺：submandibular gland，⑨広頸筋：platysma

# 軟組織モード　冠状断像④　(蝶形骨洞レベル)

> **Point**
> 病変が隙に沿って進展していくことがあるので,留意する.

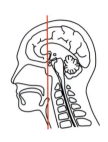

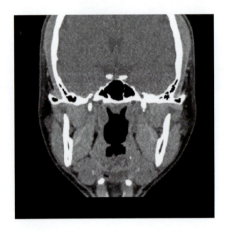

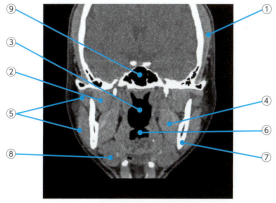

①側頭筋：temporal muscle，②外側翼突筋：lateral pterygoid muscle，③中咽頭，④内側翼突筋：medial pterygoid muscle，⑤咬筋：masseter muscle，⑥下咽頭：hypopharynx，⑦下顎骨：mandible，⑧顎下腺：submandibular gland，⑨蝶形骨洞：sphenoid sinus
※③中咽頭：oropharynx

## 軟組織モード　冠状断像⑤　(下顎頭レベル)

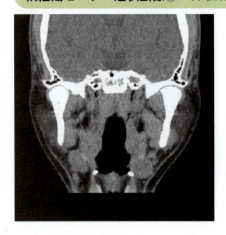
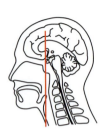

CT

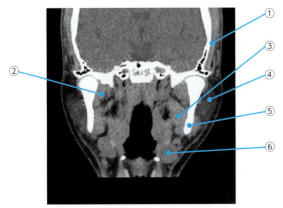

①側頭筋：temporal muscle, ②外側翼突筋：lateral pterygoid muscle, ③内側翼突筋：medial pterygoid muscle, ④耳下腺：parotid gland, ⑤下顎枝：ramus, ⑥顎下腺：submandibular gland

## 5. 顔面 CT　矢状断像　(正中レベル)

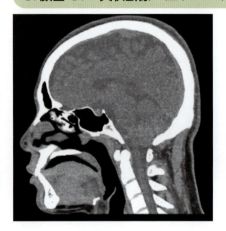
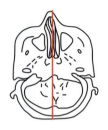

CT

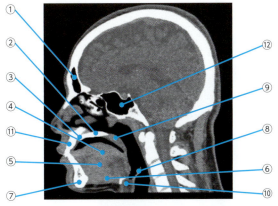

①前頭洞：frontal sinus, ②硬口蓋：hard palate, ③切歯管：incisive canal, ④舌：tongue, ⑤オトガイ舌筋：genioglossus muscle, ⑥オトガイ舌骨筋：geniohyoid muscle, ⑦下顎骨：mandible, ⑧喉頭蓋：epiglottis, ⑨軟口蓋：soft palate, ⑩舌骨：hyoid bone, ⑪上顎骨：maxilla, ⑫蝶形骨洞：sphenoid sinus

## 6. 造影 CT ① 水平断像 （耳下腺レベル）

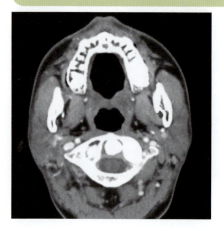
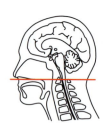

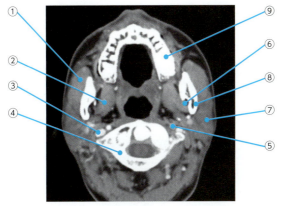

①咬筋：masseter muscle, ②内側翼突筋：medial pterygoid muscle, ③内頸静脈：internal jugular vein, ④環椎：atlas, ⑤内頸動脈：internal carotid artery, ⑥下顎孔：mandibular foramen, ⑦耳下腺：parotid gland, ⑧下顎枝：ramus, ⑨上顎骨：maxilla

## 造影 CT ② 水平断像 （顎下腺レベル）

**Point**

造影剤により血管は白く描出される．ゆえに，血管壁の石灰化はわかりにくくなる．

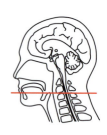

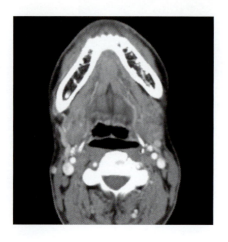

# CT

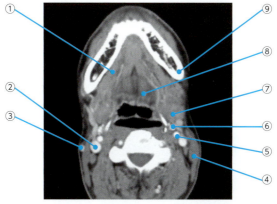

①顎舌骨筋：mylohyoid muscle, ②内頸静脈：internal jugular vein, ③外頸静脈：external jugular vein, ④胸鎖乳突筋：sternocleidomastoid muscle, ⑤内頸動脈：internal carotid artery, ⑥外頸動脈：external carotid artery, ⑦顎下腺：submandibular gland, ⑧オトガイ舌筋：genioglossus muscle, ⑨下顎骨：mandible

## 造影CT③　水平断像　（舌骨レベル）

> **Point**
> 病変による血管の圧排や浸潤様相にも留意して読影する．

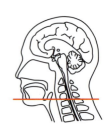

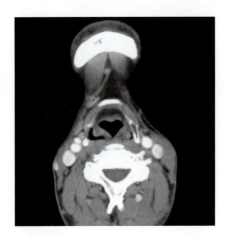

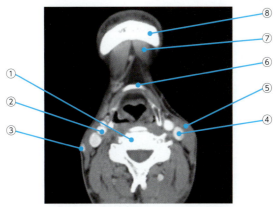

①頸椎：cervical vertebra，②総頸動脈：common carotid artery，③外頸静脈：external jugular veiw，④内頸静脈：internal jugular vein，⑤胸鎖乳突筋：sternocleidomastoid muscle，⑥舌骨：hyoid bone，⑦顎二腹筋（前腹）：anterior belly of digastric muscle，⑧下顎骨：mandible

## 造影 CT ④　水平断像　（甲状軟骨レベル）

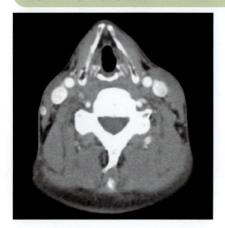
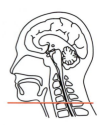

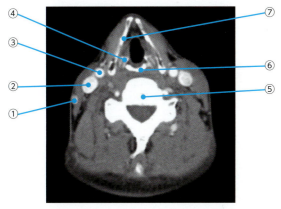

①外頸静脈：external jugular vein，②内頸静脈：internal jugular vein，③総頸動脈：common carotid artery，④披裂軟骨：arytenoid cartilage，⑤頸椎：cervical vertebra，⑥輪状軟骨：cricoid cartilage，⑦甲状軟骨：thyroid cartilage

# X. MRI

　MRI は，歯肉および頬粘膜といった口腔内の軟組織を正確に描出することが可能である．無論，耳下腺，顎下腺，舌下腺，口唇腺等の唾液腺組織の評価にもきわめて有効である．口腔，顎，顔面領域では歯の存在以外に，顎骨，唾液腺，間隙，咽頭，喉頭，多くの筋肉が存在し，脈管も複雑に走行している．そのため，MRI は CT に比較して，正確な解剖像を描画することができる．特に，顎関節円板は MRI の登場で直接描出することが可能になった．

　一般に MRI は硬組織を描出することが難しい．上・下顎骨は海綿骨が大半を占めるため，内部は学童期以降になると脂肪信号を呈する．顎骨内部に何らかの病変（骨髄炎，嚢胞，腫瘍等）が発症すれば脂肪信号が変化するため，いち早くその存在を検出できる．骨髄炎の描出は CT より早期から可能である．

　また，三叉神経痛の主な原因の 1 つである神経血管圧迫像の描出には，MR cisternography が有効である．唾液腺疾患の評価には MR sialography を用いることで導管の評価を可能にする．悪性腫瘍や膿瘍形成の有無には，拡散強調画像や apprant diffusion coefficient（ADC）map を利用するとさらに有益である．

　口腔・顎・顔面領域は含気や歯科用金属による磁化率アーチファクトが影響するため，撮像には spin-echo（SE）法がベースの sequence が有効である．Short T1 inversion recovery（STIR）も有効である．

　　　　　　　　　　　（森本泰宏，田中達朗，城嶋孝章，松本忍）

## 1. 頭部 MR 水平断像① (T1WI, STIR)（節骨洞レベル）

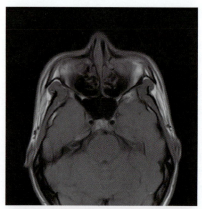

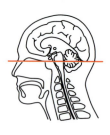

T1 強調画像 (T1WI)

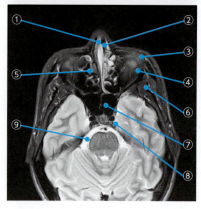

STIR

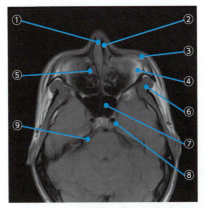

①鼻中隔：nasal septum, ②鼻腔：nasal cavity, ③眼輪筋：orbicularis oculi muscle, ④眼球：eyeball, ⑤篩骨蜂巣：ethmoid air cells, ⑥側頭筋：temporal muscle, ⑦蝶形骨洞：sphenoidal sinus, ⑧内頸動脈：internal carotid artery, ⑨三叉神経：trigeminal nerve

### 撮影と読影の要点
1. 基本的撮像は fast spin-echo (FSE) T1 強調画像，STIR，ガドリニウム造影 T1 強調画像である．
2. 唾液腺疾患の評価には MR sialography，三叉神経痛の評価には MR cisternography を追加する．悪性腫瘍や膿瘍形成の有無には拡散強調画像や apprant diffusion coefficient (ADC) map を利用する．
3. 検査対象部位としては顎関節部を含む口腔，顎，顔面領域の軟組織であり，対象疾患は嚢胞，腫瘍，炎症，外傷，顎関節症が挙げられる．

## 水平断像②(T1WI, STIR)(上顎洞中央レベル)

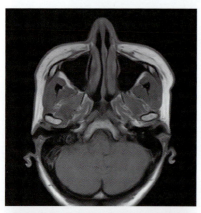

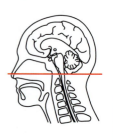

T1WI

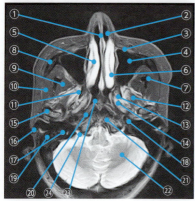

STIR

**MRI**

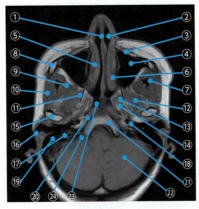

①鼻中隔：nasal septum, ②鼻腔：nasal cavity, ③上顎骨：maxilla, ④上顎洞：maxillary sinus, ⑤下鼻甲介：Inferior nasal concha, ⑥鼻粘膜：nasal mucosa, ⑦下顎骨筋突起：mandibular processus muscularis, ⑧頬骨：zygomatic bone, ⑨側頭筋：temporal muscle, ⑩咬筋：masseter muscle, ⑪翼状突起外側板：lateral plate of pterygoid process, ⑫外側翼突筋：lateral pterygoid muscle, ⑬内側翼突筋：medial pterygoid muscle, ⑭口蓋帆張筋：tensor veli palatini muscle・口蓋帆挙筋 levator veli palatini muscle, ⑮下顎骨関節突起：mandibular condyle, ⑯外耳道：external acoustic meatus, ⑰内頸静脈：internal jugular vein, ⑱内頸動脈：internal carotid artery, ⑲乳突蜂巣：mastoid air cells, ⑳耳管：eustachian tube, ㉑斜台：clivus, ㉒小脳：cerebellum, ㉓鼻咽頭：nasopharynx, ㉔顔面神経：facial nerves

### NOTE

鼻腔粘膜は時間とともに変化するので，肥厚の程度をそれほど気にする必要はない．

筋突起に付着する筋は側頭筋である．

## 水平断像③（T1WI, STIR）（上顎歯槽骨レベル）

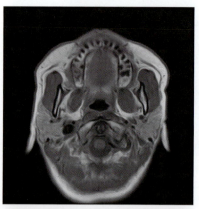
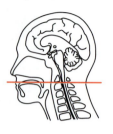

T1WI

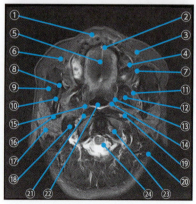

STIR

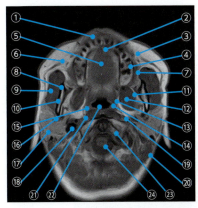

①口輪筋：orbicularis oris muscle, ②切歯孔：incisive foramen, ③口角挙筋：levator anguli oris muscle, ④上顎骨：maxilla, ⑤舌：tongue, ⑥顔面動脈：facial artery, ⑦頬筋：buccinator muscle, ⑧側頭筋：temporal muscle, ⑨咬筋：masseter muscle, ⑩下顎枝：ramus, ⑪外側翼突筋：lateral pterygoid muscle, ⑫内側翼突筋：medial pterygoid muscle, ⑬口蓋帆張筋：tensor veli palatini muscle, ⑭口蓋帆挙筋：levator veli palatini muscle, ⑮上咽頭収縮筋：superior pharyngeal constrictor muscle, ⑯下顎後静脈：retromandibular vein, ⑰耳下腺：parotid gland, ⑱内頸静脈：internal jugular vein, ⑲内頸動脈：internal carotid artery, ⑳頭板状筋：splenius capitis muscle, ㉑頭長筋：longus capitis muscle, ㉒上咽頭：epipharynx, ㉓環椎：atlas, ㉔延髄：medulla oblongata

## NOTE

歯原性感染が原因で生じる蜂窩織炎において翼突下顎隙やその周囲の咀嚼筋に波及することが多いので注意が必要である．

## 水平断像④（T1WI，STIR）（下顎歯槽骨レベル）

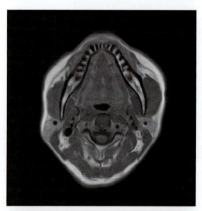

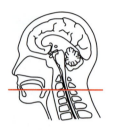

T1WI

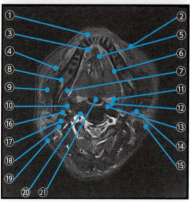

STIR

MRI

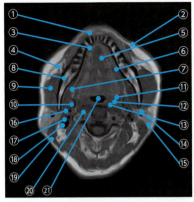

①口輪筋：orbicularis oris muscle, ②口角下制筋：depressor anguli oris muscle, ③舌下腺：sublingual gland, ④顔面動脈：facial artery, ⑤オトガイ舌筋：genioglossus muscle, ⑥舌骨舌筋：hyoglossus muscle, ⑦顎舌骨筋：mylohyoid muscle, ⑧下顎骨：mandible, ⑨咬筋：masseter muscle, ⑩内側翼突筋：medial pterygoid muscle, ⑪口蓋扁桃：palatine tonsil, ⑫口蓋咽頭筋：pharyngopalatine muscle, ⑬咽頭収縮筋：pharyngeal constrictor muscle, ⑭下顎後静脈：retromandibular vein, ⑮耳下腺：parotid gland, ⑯外頸動脈：external carotid artery, ⑰内頸動脈：internal carotid artery, ⑱内頸静脈：internal jugular vein, ⑲胸鎖乳突筋：sternocleidomastoid muscle, ⑳頭長筋：longus capitis muscle, ㉑中咽頭：oropharynx

### NOTE

　MRIでは硬組織（骨や石灰化物）が基本的に無信号となる．しかし，上，下顎骨は内部に骨髄を含んでいるため学童期を過ぎるとT1強調画像で高信号を示す．骨髄炎が発症すると骨髄信号は直ちに変化することが多く，早期診断に有効である．

## 水平断像⑤（T1WI，STIR）（顎下腺レベル）

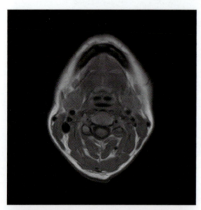
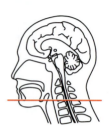

T1WI

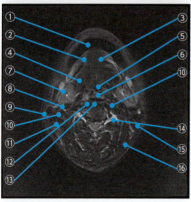

STIR

# MRI

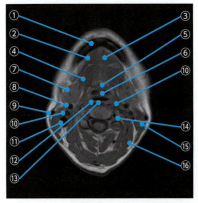

①下顎骨：mandible, ②顎舌骨筋：mylohyoid muscle, ③顎二腹筋（前腹）：anterior belly of digastric muscle, ④オトガイ舌骨筋：geniohyoid muscle, ⑤舌骨：hyoid bone, ⑥喉頭蓋：epiglottis, ⑦顎下腺：submandibular gland, ⑧外頸動脈：external carotid artery, ⑨外頸静脈：external jugular vein, ⑩内頸動脈：internal carotid artery, ⑪内頸静脈：internal jugular vein, ⑫下咽頭収縮筋：inferior pharyngeal constrictor muscle, ⑬下咽頭：hypopharynx, ⑭椎骨動脈：vertebral artery, ⑮胸鎖乳突筋：sternocleidomastoid muscle, ⑯肩甲挙筋：levator scapulae muscle

### NOTE

前方に描出されている下顎骨は下縁皮質骨のみであるためほぼ無信号になっている．

オトガイ部には顎二腹筋前腹とオトガイ舌骨筋が明瞭に描出される．

## 冠状断像①（T1WI，STIR）（上顎臼歯レベル）

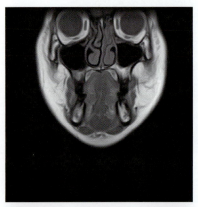

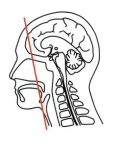

T1WI

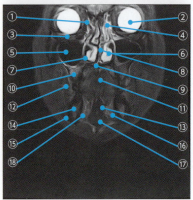

STIR

**MRI**

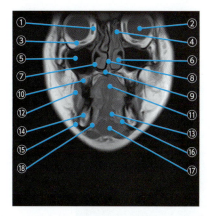

①内側直筋：medial rectus muscle, ②眼球：eyeball, ③下直筋：inferior rectus muscle, ④篩骨蜂巣：ethmoid air cells, ⑤上顎洞：maxillary sinus, ⑥下鼻甲介：inferior nasal concha, ⑦鼻腔：nasal cavity, ⑧鼻中隔：nasal septum, ⑨硬口蓋：hard palate, ⑩上顎骨：maxilla, ⑪舌：tongue, ⑫頬筋：buccinator muscle, ⑬オトガイ舌筋：genioglossus muscle, ⑭下顎骨：mandible, ⑮広頸筋：platysma, ⑯舌骨舌筋：hyoglossus muscle, ⑰オトガイ舌骨筋：geniohyoid muscle, ⑱顎舌骨筋：mylohyoid muscle

**NOTE**

オトガイ下から舌迄に存在する筋として，外側より顎二腹筋前腹，顎舌骨筋，オトガイ舌骨筋，オトガイ舌筋が挙げられる．これらの筋の位置関係を理解しておくと超音波検査の画像を読像する場合でも理解しやすい．

## 冠状断像②（T1WI, STIR）（下顎枝レベル）

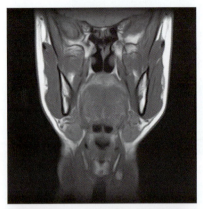
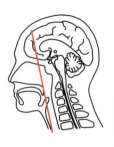

T1WI

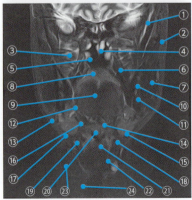

STIR

MRI

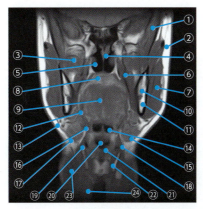

①側頭筋：temporal muscle, ②頬骨弓：zygomatic arch, ③外側翼突筋：lateral pterygoid muscle, ④鼻中隔：nasal septum, ⑤鼻腔：nasal cavity, ⑥内側翼突筋：medial pterygoid muscle, ⑦咬筋：masseter muscles, ⑧軟口蓋：soft palate, ⑨舌：tongue, ⑩下顎骨：mandible, ⑪下顎管：mandibular canal, ⑫舌骨舌筋：hyoglossus muscle, ⑬顔面動脈：facial artery, ⑭喉頭蓋谷：epiglottic vallecula, ⑮顎下腺：submandibular gland, ⑯舌骨：hyoid bone, ⑰広頸筋：platysma muscle, ⑱甲状舌骨筋：thyrohyoid muscle, ⑲梨状陥凹：piriform recess, ⑳喉頭前庭：laryngeal vestibule, ㉑披裂喉頭蓋筋・披裂喉頭蓋ヒダ：aryepiglottic muscle, aryepiglottic fold, ㉒甲状軟骨：thyroid cartilage, ㉓胸鎖乳突筋：sternocleidomastoid muscle, ㉔甲状腺：thyroid gland

## NOTE
下顎埋伏智歯の歯冠周囲炎が原因の蜂窩織炎では翼突下顎隙に波及し，その周囲に存在する外側翼突筋や内側翼突筋に広がる．そして開口障害を引き起こすことが多い．

## 冠状断像③（T1WI，STIR）（下顎頭レベル）

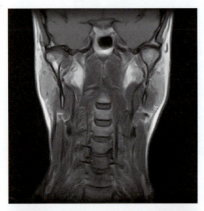
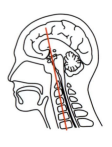

T1WI

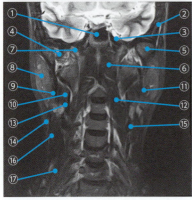

STIR

MRI

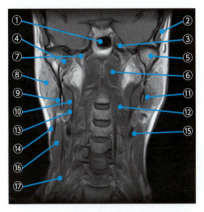

①蝶形骨洞：sphenoidal sinus，②側頭筋：temporal muscle，③内頸動脈：internal carotid artery，④外側翼突筋：lateral pterygoid muscle，⑤下顎骨関節突起：mandibular condyle，⑥頭長筋：longus capitis muscle，⑦口蓋帆挙筋：levator veli palatini muscle，⑧耳下腺：parotid gland，⑨下顎骨：mandible，⑩内側翼突筋：medial pterygoid muscle，⑪咬筋：masseter muscle，⑫頸長筋：longus colli muscle，⑬総頸動脈：common carotid artery，⑭外頸静脈：external jugular vein，⑮内頸静脈：internal jugular vein，⑯胸鎖乳突筋：sternocleidomastoid muscle，⑰前斜角筋：anterior scalene muscle

### NOTE

画像で確認すると顎関節部と脳は極めて近接していることが理解できる．顎関節部の処置には注意が必要である．

耳下腺は他の唾液腺組織に比較して脂肪組織を多く含んでいるためT1強調画像において高信号を呈する．

## 冠状断像④ (T1WI, STIR) (耳下腺レベル)

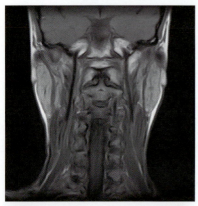

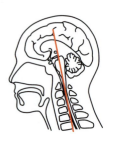

T1WI

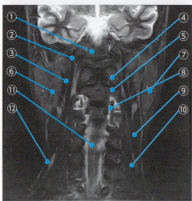

STIR

MRI

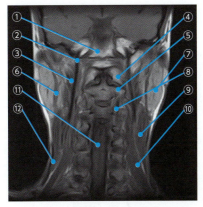

①斜台：clivus, ②内頚動脈：internal carotid artery, ③顎二腹筋：digastric muscle, ④環椎：atlas, ⑤軸椎：axis, ⑥下顎後静脈：retromandibular vein, ⑦耳下腺：parotid gland, ⑧椎骨動脈：vertebral artery, ⑨胸鎖乳突筋：sternocleidomastoid muscle, ⑩前斜角筋：anterior scalene muscle, ⑪脊髄：spinal cord, ⑫外頚静脈：external jugular vein

### NOTE

耳下腺内部を浅側頭静脈と顎静脈が合流した下顎後静脈が下行している．

耳下腺は顎下腺に比べて胎生期に被包化が遅いため，リンパ節を含んでおり耳下腺リンパ節と呼称されている．

耳下腺にはリンパ節疾患が発症することもある．

## 3. 頭部 MR 矢状断像① (T1WI, STIR) (上顎洞レベル)

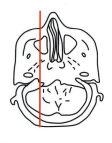

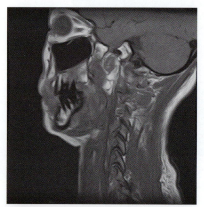

T1WI

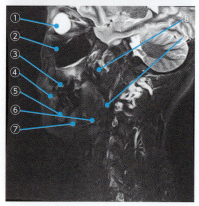

STIR

MRI

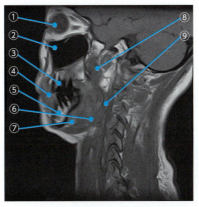

①眼球：eyeball, ②上顎洞：maxillary sinus, ③上顎第一大臼歯：maxillary first molar, ④頬筋：buccinator muscle, ⑤下顎骨：mandible, ⑥顎下腺：submandibular gland, ⑦顎舌骨筋：mylohyoid muscle, ⑧外側翼突筋：lateral pterygoid muscle, ⑨口蓋咽頭筋：pharyngopalatine muscle

### NOTE
T1強調画像では下顎管の信号は壁が無信号であり，内部も低い．下顎管周囲は骨髄信号としてT1強調画像で高信号である．従って，脂肪組織を含まない下顎管は信号が低いことで走行を把握できる．

## 矢状断像②（T1WI, STIR）（下鼻甲介レベル）

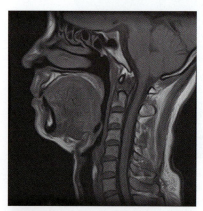
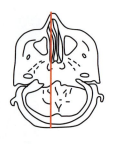
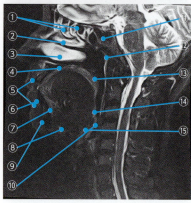

T1WI

STIR

# MRI

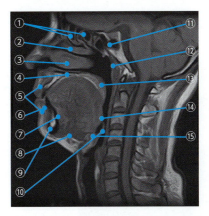

①篩骨蜂巣：ethmoid air cells, ②中鼻甲介：middle nasal concha, ③下鼻甲介：inferior nasal concha, ④硬口蓋：hard palate, ⑤口輪筋：orbicularis oris muscle, ⑥下顎中切歯：mandibular central incisor, ⑦舌下腺：sublingual gland, ⑧オトガイ舌骨筋：geniohyoid muscle, ⑨下顎骨：mandible, ⑩喉頭蓋，喉頭蓋谷：epiglottis, ⑪蝶形骨洞：sphenoidal sinus, ⑫口蓋扁桃：palatine tonsil, ⑬軟口蓋：soft palate, ⑭舌扁桃：lingual tonsil, ⑮舌骨：hyoid bone

### NOTE

顎関節円板には前方肥厚部，中央狭窄部および後方肥厚部がある．

顎関節疾患を疑われた患者に乳突蜂巣内に炎症による粘膜肥厚や液性成分の貯留を示す構造がみられることがある．

T2強調画像では主に上関節腔内に joint effusion と呼ばれる液性成分の貯留が見られることがある．疼痛を含む顎関節疾患との関連性が注目されている．

## 矢状断像③ (T1WI, STIR) (正中レベル)

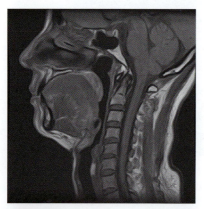

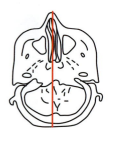

T1WI

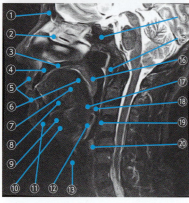

STIR

# MRI

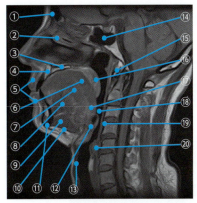

①前頭洞：frontal sinus，②中鼻甲介とその粘膜：middle nasal concha，③硬口蓋：hard palate，④切歯管：incisive canal，⑤口輪筋：orbicularis oris muscle，⑥上縦舌筋：superior longitudinal muscle of tongue，⑦横舌筋：transverse muscle of tongue，⑧オトガイ舌筋：genioglossus muscle，⑨オトガイ舌骨筋：geniohyoid muscle，⑩顎舌骨筋：mylohyoid muscle，⑪下顎骨：mandible，⑫喉頭蓋，喉頭蓋谷：epiglottis，⑬甲状軟骨：thyroid cartilage，⑭蝶形骨洞：sphenoidal sinus，⑮環椎：atlas，⑯軟口蓋：soft palate，⑰舌扁桃：lingual tonsil，⑱中咽頭：oropharynx，⑲前縦靱帯：anterior longitudinal ligament，⑳横被裂筋，斜被裂筋：transverse and oblique arytenoid muscle

## 4. 顎関節部 MR 矢状断像（閉口時：T1WI, T2WI）

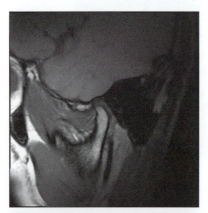

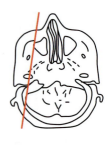

T1WI

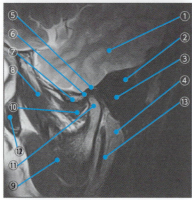

STIR

# MRI

## 顎関節部 MR 矢状断像（閉口時：T1WI）

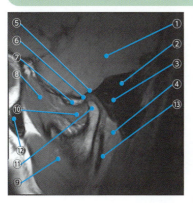

①側頭葉：temporal lobe, ②乳突蜂巣：mastoid air cells, ③外耳道：external acoustic meatus, ④耳下腺：parotid gland, ⑤顎関節円板（後方肥厚部）：temporomandibular joint disc (behind thickening), ⑥顎関節円板（前方肥厚部）：temporomandibular joint disc (forward thickening) ⑦顎関節結節：temporomandibular joint nodules, ⑧側頭筋：temporal muscle, ⑨咬筋：masseter muscle, ⑩外側翼突筋：lateral pterygoid muscle, ⑪下顎骨関節突起：mandibular condyle, ⑫上顎洞：maxillary sinus, ⑬下顎後静脈：retromandibular vein

## 顎関節部 MR 矢状断像（開口時：T1WI）

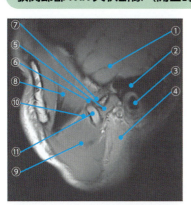

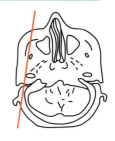

## 5. 顎関節部 MR 冠状断像（閉口時右側：T1WI）

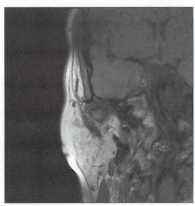

T1WI

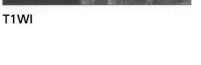

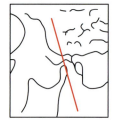

## 顎関節部 MR 冠状断像（閉口時右側）

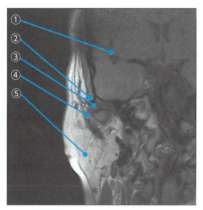

①側頭葉：temporal lobe, ②顎関節結節：temporomandibular joint nodules, ③顎関節円板：temporomandibular joint disc, ④下顎骨関節突起：mandibular condyle, ⑤耳下腺：parotid gland

### NOTE
顎関節円板の位置異常として前方転位が取り上げられることが多い．しかし，冠状断像を評価することで内外側への転位を生じている場合もあるので注意が必要である．

# XI. 超音波画像

　超音波検査はエックス線を含む電離放射線を利用せず，周波数20,000 Hz 以上の超音波を利用してその反射波を画像化する．したがって，別名で「エコー検査」とも呼ばれる．

　口腔・顎・顔面領域では主に，表層部分に適している周波数3.5 MHz のプローブを用いて，頸部，顎下部，舌下部，顔面表面の軟組織を描出する．主に，Bモードで正常構造物を描出する．具体的な組織としては甲状腺，頸動脈，内頸静脈，頭頸部リンパ節，顎下腺，舌下腺，耳下腺，胸鎖乳突筋，オトガイ舌骨筋，オトガイ舌筋，顎二腹筋前腹，顎舌骨筋，顔面動・静脈，表情筋，咬筋が挙げられる．

　検査対象疾患としては，リンパ節疾患（転移性リンパ節，リンパ節炎，悪性リンパ腫等），唾液腺疾患（炎症，腫瘍，嚢胞，唾石等），軟組織内の炎症および腫瘍性病変が挙げられる．特に，顎下，舌下間隙の軟組織腫瘍では第一選択である．唾石や静脈石は acoustic shadow の存在で認識することができる．

　ドップラー法を併用することで，血管の描出を可能にする．具体的には，リンパ節炎と転移性リンパ節の鑑別に利用することができる．また，エラストグラフィーを併用することで，組織の硬度を分析することができる．腫瘍性病変の質的診断，特に腫瘍と嚢胞との鑑別に有効な場合がある．

　超音波は，硬組織内を通過することはできないので，顎骨内部の評価を行うことはできない．また，超音波検査は主観的であるため，術者の経験に依存することも忘れてはならない．

（森本泰宏，若杉奈緒，宮村侑一，小田昌史）

## 水平断像（オトガイ部正中部）

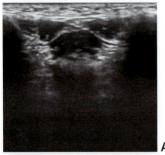
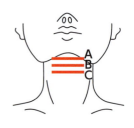

A

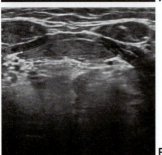

B

### 撮影と読影の要点
1. 基本的撮影はBモードで正常構造物を描出し，ドップラー法を併用することで，脈管を鑑別できる．エラストグラフィーを用いることで，組織の硬度を図ることも可能である．
2. 検査対象部位としては口腔，顎，顔面領域の軟組織であり，対象疾患は囊胞，腫瘍，炎症（膿瘍形成）が挙げられる．

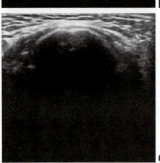

C

**超音波**

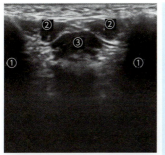

**NOTE**

オトガイ下から舌に存在する筋として，画像上方より広頸筋，顎二腹筋前腹，顎舌骨筋，オトガイ舌骨筋，オトガイ舌筋が確認できる．これらの筋の位置関係を理解する上でMRIと比較しながら確認するとよい．

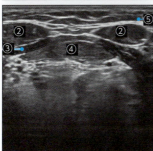

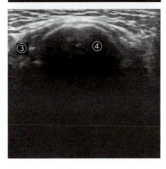

① 下顎骨：mandible, ② 顎二腹筋前腹：anterior belly of digastric muscle, ③ 顎舌骨筋：mylohyoid muscle, ④ オトガイ舌骨筋：geniohyoid muscle, ⑤ 広頸筋：platysma

## 水平断像（頸部正中）

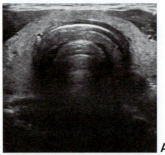

A

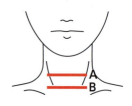

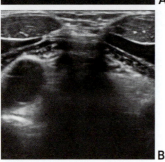

B

**Point**

超音波検査を行う上で空気は硬組織と並んで大きな障害となる．超音波検査では空気を含む組織より内側を評価することはできない．したがって，気道より内側は検査対象から外れる．

超音波

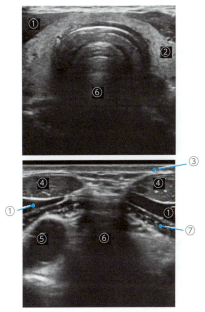

①胸骨舌骨筋：sternohyoid muscle，②甲状腺：thyroid gland，③広頸筋：platysma，④胸鎖乳突筋：sternocleidomastoid muscle，⑤総頸動脈：common carotid artery，⑥気管：trachea，⑦胸骨甲状筋：sternothyroid muscle

# 水平断像（右側上内深頸部：ドップラー法）

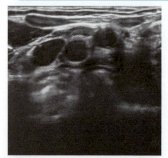
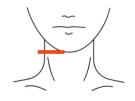
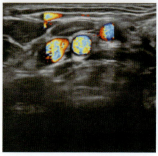

超音波

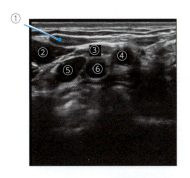

① 外頸静脈：external jugular vein, ② 胸鎖乳突筋：sternocleidomastoid muscle, ③リンパ節：lymph node, ④外頸動脈：external carotid artery, ⑤内頸静脈：internal jugular vein, ⑥内頸動脈：internal carotid artery,

### ドップラー法

　ドップラー効果とは，「移動する物体から発生する音は，本来の音より高さが変わって聞こえる」ことである．これを利用し，血液内の赤血球がプローベに近づくか遠ざかるかをとらえる方法である．カラードップラー法は折り返し現象が生じ，血液検出感度が低いことが欠点である．パワードップラー法は信号強度を表示し，低速血流や超音波ビームの入射角が大きい血流でも高感度に表示できる．

## 水平断像（右側中内深頸部：ドップラー法）

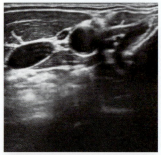

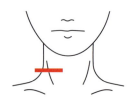

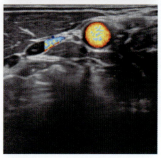

**Point**

口腔・顎・顔面領域の疾患に対して応用される超音波検査の大きなウエートを占めるものは口腔がんに対するリンパ節転移の有無を評価することである．

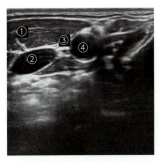

①胸鎖乳突筋：sternocleidomastoid muscle，②内頸静脈：internal jugular vein，③リンパ節：lymph node，④総頸動脈：common carotid artery

### NOTE

　リンパ節転移を評価する際には径，形態および内部性状等を勘案する．明らかに転移性リンパ節の所見を示すものは診断に苦慮しない．しかし，上記判断基準から判断がつかない場合に内部の血流状態をドップラー法で確認することで評価できることもある．さらに，Bモードでは血管とリンパ節の区別が難しい症例も多い．その場合もドップラー法を用いて両者の鑑別を行うことで判断できる．

## 水平断像（右側鎖骨上窩）

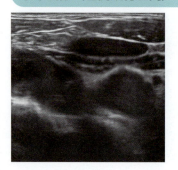
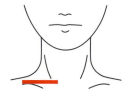

超音波

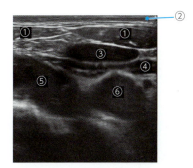

①胸鎖乳突筋：sternocleidomastoid muscle，②広頸筋：platysma，③内頸静脈：internal jugular vein，④胸骨舌骨筋：sternohyoid muscle，⑤前斜角筋：anterior scalene muscle，⑥総頸動脈：common carotid artery

## NOTE
　鎖骨上窩は超音波のプローブを皮膚面に接触するのが難しい．特に，やせ形の患者では鎖骨が突出していることが多く皮膚面に接触できない．その場合，鎖骨外側の凹み部分のみを様々な方向からプローブを皮膚面に接触させることで見落としを防ぐ工夫が必要である．特に，鎖骨上窩にリンパ節転移が生じた場合，胸部や腹部への転移が続発する可能性もあるため慎重な検査を必要とする．プローブ方向を工夫しても皮膚面との接触が難しい場合はCT，MRIおよび18F-FDG-PET-CTにて評価するよう主治医に進言することも大切である．

## 矢状断像(オトガイ下部)

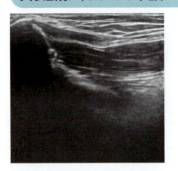
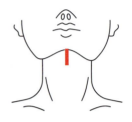

## 水平断像(右側顎下腺:エラストグラフィー)

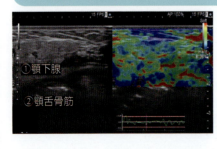
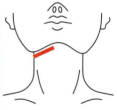

①顎下腺
②顎舌骨筋

超音波

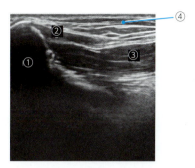

①下顎骨：mandible，②顎二腹筋前腹：anterior belly of digastric muscle，③顎舌骨筋：mylohyoid muscle，④広頸筋：platysma

### NOTE
顎関節症の咀嚼筋痛に対してエラストグラフィを応用し，診断に繋げる研究が行われている．

### エラストグラフィー
超音波を用いて組織の弾性（硬さ）を検出し，非侵襲的・客観的に評価するための手法．質的診断能力を形態的診断である超音波に応用した．各社メーカーにより原理と方向性がさまざまに異なり，得られる画像も厳密には異なる．

## 矢状断像（右側顎下）

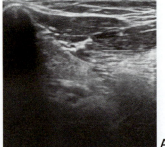

A

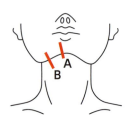

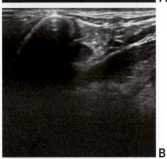

B

⑥

B'

● 202

超音波

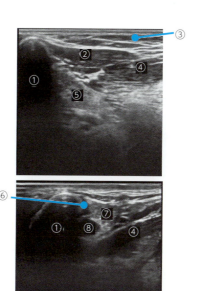

①下顎骨：mandible，②顎二腹筋前腹：anterior belly of digastric muscle，③広頸筋：platysma，④顎舌骨筋：mylohyoid muscle，⑤舌下腺：sublingual gland，⑥顔面動脈：facial artery，⑦顎下腺：submandibular gland，⑧リンパ節：lymph node

### NOTE

　顎下部には顔面動静脈の走行がみられ，ドップラー法を用いることでその走行をより客観的に且つ明瞭に評価することができる．
　顎下リンパ節の部位を説明する際に，顔面動静脈を基準にすると分かりやすい．

## 矢状断像(右側耳下腺下極)

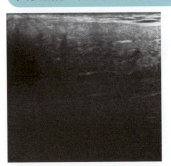
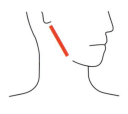

## 水平断像(右側耳下腺咬筋部:エラストグラフィー)

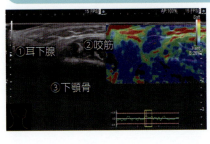

①耳下腺
②咬筋
③下顎骨

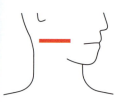

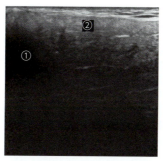

①下顎骨：mandible，②耳下腺：parotid gland

## NOTE

　耳下腺には多量の脂肪組織が含まれているため唾液腺組織の中ではエコー信号が高い．甲状腺組織と同程度のエコー信号である．内部には下顎後静脈の走行を確認できることもある．

　耳下腺には顎下腺と異なり内部にリンパ節を含んでいる．そのため，耳下腺由来の疾患を考える際，リンパ節疾患を鑑別の中に忘れずに含めるようにしなければならない．

# XII. ¹⁸F–FDG–PET/CT

$^{18}$F–fluoro–2–deoxy–D–glucose（FDG）を用いた positron emission tomography（PET）/CT は口腔・顎・顔面領域の悪性腫瘍に対して有効な検査であり，保険適用されている.

$^{18}$F–FDG の集積を PET により評価することで，グルコース代謝の側面から悪性腫瘍等を検出し，CT によって部位を正確に同定する.

グルコースは細胞内で代謝されるが，$^{18}$F–FDG はリン酸化された後，細胞内にしばらく留まる. これを metabolic trap という. したがって，$^{18}$F–FDG は糖代謝が活発な細胞や組織に集積するのである.

人体で最も糖代謝が活発な組織は脳であるため，$^{18}$F–FDG は脳に強く集積する. さらに，$^{18}$F–FDG が排泄される腎臓と膀胱にも強く集積する. それ以外にも，心臓，肝臓等がよく集積する部位である. 口腔領域では，軟口蓋，咽頭扁桃，口蓋扁桃，舌扁桃および舌下腺等に，比較的よく集積する. また，口輪筋や舌尖部にも集積する.

$^{18}$F–FDG は糖代謝が活発な部分に集積するため，悪性腫瘍にも強く集まる. この習性を利用して，$^{18}$F–FDG–PET/CT は口腔領域の悪性腫瘍の存在，リンパ節転移および遠隔転移の有無の診断に力を発揮する. 特に，再発症例では CT や MRI による評価が難しい場合が多く，$^{18}$F–FDG–PET/CT が有効な検査法となる.

ただし，注意が必要なのは，$^{18}$F–FDG が悪性腫瘍だけではなく，炎症にも集積することである. そのため，口腔領域では成人の大部分が罹患している辺縁性歯周炎に集積する. 根尖性歯周炎にも炎症の程度にしたがって集積する.

（森本泰宏，鬼頭慎司，古賀博文）

## PET/CT

### 撮影と読影の要点

1. 糖代謝の程度を評価するために，空腹な状態と安静を保って検査を行う．

2. 検査対象部位としては全身であり，口腔・顎・顔面領域の対象疾患は口腔がんである．

3. 全身中で $^{18}$F-FDG が最も集積する部位は脳と腎臓等の尿路排泄系で，次に心臓や肝臓が挙げられる．

4. 口腔領域にも $^{18}$F-FDG が集積する部位が多く，具体的には軟口蓋，咽頭扁桃，口蓋扁桃，舌扁桃，舌下腺，辺縁性歯周炎および根尖性歯周炎等が挙げられる．

5. SUV（standardized uptake value）は病変や組織への $^{18}$F-FDG 集積の目安となる値で，数値が大きいほど糖代謝が亢進している．SUVmax（maximum standardized uptake value）は関心領域の最も大きな SUV 値を示すものである．

## 全身 MIP 画像

> **Point**
> 図は $^{18}$F-FDG-PET の最大値投影法画像 (Maximum Intensity Projection: MIP) である．MIP 画像により，$^{18}$F-FDG の全身への集積状態を総覧的に把握することができる．

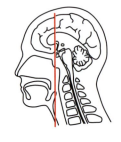

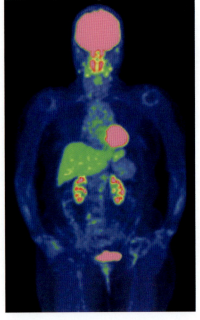

大脳：SUVmax=13.5
咽頭扁桃：SUVmax=9.50
口蓋扁桃：SUVmax=7.85
心臓：SUVmax=11.5
肝臓：SUVmax=3.59
脾臓：SUVmax=3.17
腎臓：SUVmax=8.87
膀胱：SUVmax=14.10

PET/CT

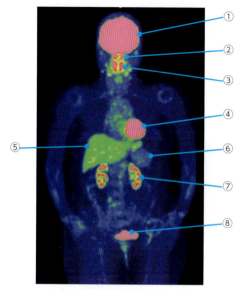

①大脳：cerebrum, ②咽頭扁桃：pharyngeal tonsil, ③口蓋扁桃：palatine tonsil, ④心臓：heart, ⑤肝臓：liver, ⑥脾臓：spleen, ⑦腎臓：kidney, ⑧膀胱：urinary bladder

### 全身における $^{18}$F-FDG の高集積部位

ブドウ糖類似物質である $^{18}$F-FDG が高集積するのは，ブドウ糖代謝が亢進する部位である．ブドウ糖代謝が顕著な脳と，注射した $^{18}$F-FDG が排泄されていく腎尿路系には，特に強く集積する．軟口蓋，扁桃，舌下腺および心筋への集積も高いことが多い．

# ¹⁸F-FDG-PET/CT 画像 水平断像 (外眼筋レベル)

**Point**

図は ¹⁸F-FDG-PET/CT の眼球レベルの画像である. ¹⁸F-FDG の脳と外眼筋への高集積がわかる.

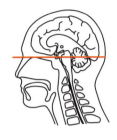

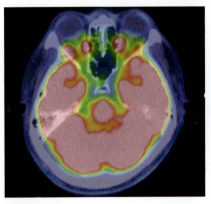

外側直筋：SUVmax=10.14
内側直筋：SUVmax=7.41
橋：SUVmax=7.74
大脳（側頭葉）：SUVmax=12.1
小脳：SUVmax=14.9

# PET/CT

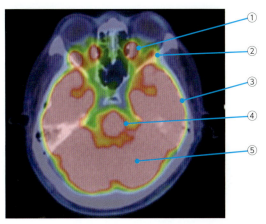

①内側直筋：medial rectus muscle, ②外側直筋：lateral rectus muscle, ③大脳（側頭葉）：cerebrum (temporal lobe), ④橋：pons, ⑤小脳：cerebellum

## 筋肉への $^{18}$F-FDG の高集積

$^{18}$F-FDG は，ブドウ糖の代謝が亢進する筋の活動部位にも集積する．画像では外眼筋のうち，外側直筋と内側直筋に高集積を示す．

# $^{18}$F-FDG-PET/CT 画像　水平断像　(鼻尖・咽頭扁桃レベル)

> **Point**
> 図は $^{18}$F-FDG-PET/CT の鼻尖と咽頭扁桃レベルの画像である．$^{18}$F-FDG の鼻尖と咽頭扁桃への高集積がわかる．

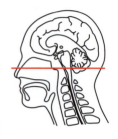

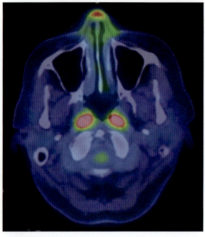

鼻尖：SUVmax=5.48
咽頭扁桃：SUVmax=9.99, 8.36（右側，左側）
耳下腺：SUVmax=2.36, 2.41（右側，左側）
頸髄：SUVmax=3.74

PET/CT

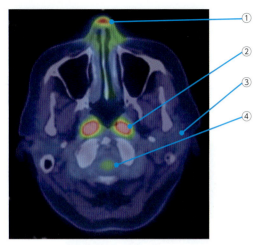

①鼻尖：apex of nose, ②咽頭扁桃：pharyngeal tonsil, ③耳下腺：parotid gland, ④頸髄：cervical spinal cord

### 鼻尖と咽頭扁桃への $^{18}$F-FDG の高集積

$^{18}$F-FDG は鼻尖の筋肉と咽頭扁桃に集積する．鼻尖の筋肉への集積は，撮影時に無意識に筋緊張が起きているためと考えられる．咽頭扁桃はリンパ上皮性器官であり，豊富な血流と免疫応答により高集積しているものと考えられる．

## ¹⁸F-FDG-PET/CT 画像 水平断像 （軟口蓋レベル）

> **Point**
> 図は ¹⁸F-FDG-PET/CT の軟口蓋レベルの画像である．軟口蓋への ¹⁸F-FDG 高集積がわかる．

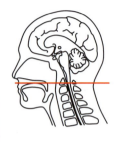

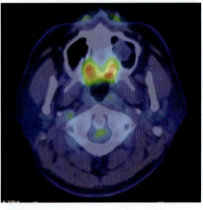

鼻翼：SUVmax=3.24, 2.99（右側，左側）
軟口蓋：SUVmax=4.44, 4.91（右側，左側）
頸髄：SUVmax=3.41

# PET/CT

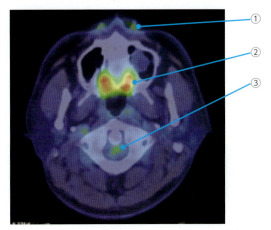

① 鼻翼：wing of the nose, ② 軟口蓋：soft palate, ③ 頸髄：cervical spinal cord

## 軟口蓋への $^{18}$F-FDG の高集積

$^{18}$F-FDG は軟口蓋に高集積することが多い．軟口蓋は口腔と咽頭を分ける軟組織である．内部には筋肉と腱が含まれ，粘膜下には腺組織を認める．やはり，筋緊張を主要因として高集積しているものと考えられる．

鼻翼の筋肉への集積は，撮影時に無意識に筋緊張が起きているためと考えられる．

## $^{18}$F-FDG-PET/CT 画像　水平断像　(口蓋扁桃レベル)

> **Point**
> 図は $^{18}$F-FDG-PET/CT の口蓋扁桃レベルの画像である．口蓋扁桃への $^{18}$F-FDG 高集積がわかる．

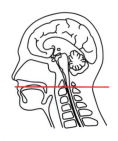

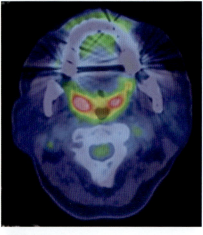

口輪筋：SUVmax=3.70
口蓋扁桃：SUVmax=7.85, 6.40（右側, 左側）
頸髄：SUVmax=2.73
口輪筋 SUVmax=1.78, 1.86（右側, 左側）

PET/CT

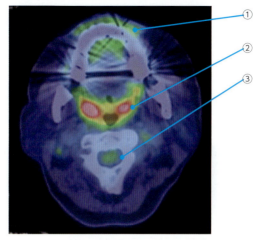

①口輪筋：orbicularis oris muscle，②口蓋扁桃：palatine tonsil，③頚髄：cervical spinal cord

### 口蓋扁桃への $^{18}$F-FDG の高集積

$^{18}$F-FDG は口蓋扁桃に高集積することが多い．口蓋扁桃はリンパ上皮性器官であり，豊富な血流と免疫応答により高集積しているものと考えられる．

上顎レベル口輪筋への集積は，撮影時に閉口する際に無意識に筋緊張が起きているためと考えられる．

# ¹⁸F-FDG-PET/CT 画像 水平断像 （上顎歯列レベル：CT は骨モード）

> **Point**
> 図は ¹⁸F-FDG-PET/CT の上顎歯列レベルの画像である．上顎右側第二大臼歯への ¹⁸F-FDG 集積がわかる．

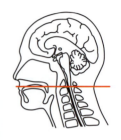

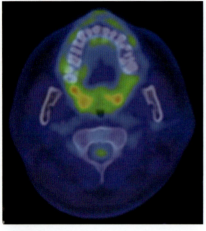

口輪筋：SUVmax=2.75
口蓋扁桃：SUVmax=5.61, 6.24（右側，左側）
上顎右側第二大臼歯：SUVmax=2.72
頸髄：SUVmax=2.88
口輪筋 SUVmax=1.78, 1.86（右側，左側）

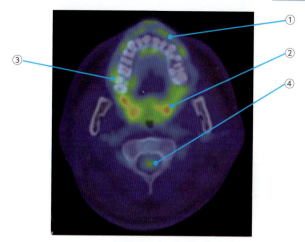

①口輪筋：orbicularis oris muscle，②口蓋扁桃：palatine tonsil，③上顎右側第二大臼歯：right side of maxillary second molar，④頸髄：cervical spinal cord

### 歯列への $^{18}$F-FDG の高集積

$^{18}$F-FDG は同定できる程度の炎症がない状態では歯列に集積しない．比較的進行した辺縁性歯周炎，根尖性歯周炎，骨髄炎および新鮮な抜歯窩に集積しやすい．この症例では上顎右側第二大臼歯の根尖性歯周炎に集積している．

# $^{18}$F-FDG-PET/CT 画像　水平断像　（舌尖レベル）

> **Point**
>
> 図は $^{18}$F-FDG-PET/CT の舌尖レベルの画像である．舌尖への $^{18}$F-FDG 高集積がわかる．右側上内深頸部の高集積は転移性リンパ節への集積である．

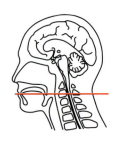

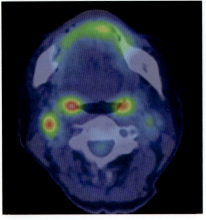

舌尖：SUVmax=3.68
転移性リンパ節：SUVmax=5.45
口蓋扁桃：SUVmax=5.87, 5.44（右側, 左側）
頸髄：SUVmax=2.34

PET/CT

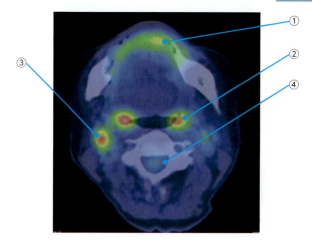

①舌尖：tip of the tongue，②口蓋扁桃：palatine tonsil，③転移性リンパ節：metastatic lymph node，④頸髄：cervical spinal cord

## 舌尖への $^{18}$F-FDG の高集積

$^{18}$F-FDG は舌尖に高集積することが多い．舌尖への集積は，撮影時に舌尖を無意識に口蓋へ押しつける等，筋緊張が起きているためと考えられる．

ブドウ糖代謝が亢進している扁平上皮癌の転移性リンパ節には $^{18}$F-FDG が高集積する．

# $^{18}$F-FDG-PET/CT 画像　水平断像　（下顎口輪筋レベル）

> **Point**
> 図は $^{18}$F-FDG-PET/CT の下顎骨の高さの口輪筋レベルの画像である．口輪筋への $^{18}$F-FDG 高集積がわかる．口腔底前方の高集積は舌下腺への集積である．

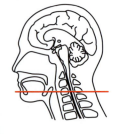

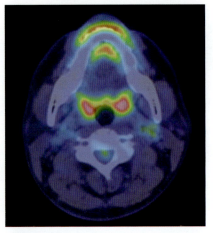

口輪筋：SUVmax=5.07
舌下腺：SUVmax=5.10
口蓋扁桃：SUVmax=6.49, 6.81（右側，左側）
頸髄：SUVmax=2.81

PET/CT

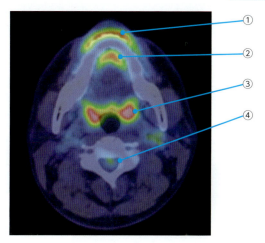

①口輪筋：orbicularis oris muscle，②舌下腺：sublingual gland，③口蓋扁桃：palatine tonsil，④頸髄：cervical spinal cord

### 下顎レベル口輪筋への $^{18}$F-FDG の高集積

　下顎レベル口輪筋への集積は，撮影時に閉口する際に，無意識に筋緊張が起きているためと考えられる．

# $^{18}$F-FDG-PET/CT 画像 水平断像 (下顎歯列レベル：CT は骨モード)

> **Point**
> 図は $^{18}$F-FDG-PET/CT の下顎歯列レベルの画像である．歯列周囲の口輪筋と舌下腺への集積を歯列への集積と混同しないようにする．

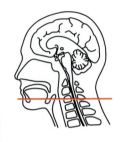

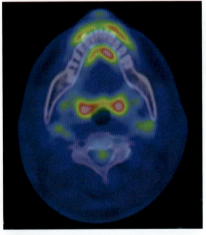

口輪筋：SUVmax=4.54
舌下腺：SUVmax=6.63, 7.70（右側，左側）
口蓋扁桃：SUVmax=6.80, 6.81（右側，左側）
頸髄：SUVmax=3.56

PET/CT

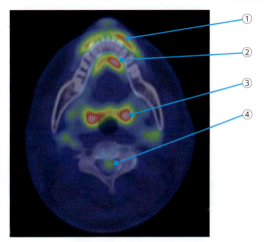

①口輪筋：orbicularis oris muscle, ②舌下腺：sublingual gland, ③口蓋扁桃：palatine tonsil, ④頸髄：cervical spinal cord

## 歯列への $^{18}$F-FDG の高集積

$^{18}$F-FDG は同定できる程度の炎症がない状態では歯列に集積しない．比較的進行した辺縁性歯周炎，根尖性歯周炎，骨髄炎および新鮮な抜歯窩等に集積しやすい．

# $^{18}$F-FDG-PET/CT 画像　水平断像　(舌下腺・舌扁桃レベル)

**Point**

図は $^{18}$F-FDG-PET/CT の舌下腺，舌扁桃および顎下腺レベルの画像である．舌下腺，舌扁桃および顎下腺への $^{18}$F-FDG 高集積がわかる．顎下腺への集積は一般的に舌下腺よりも低い．

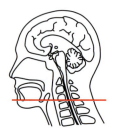

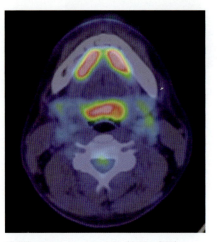

舌下腺：SUVmax=8.54, 9.27（右側，左側）
舌扁桃：SUVmax=7.57
顎下腺：SUVmax=2.94, 2.88（右側，左側）
頚髄：SUVmax=2.51

PET/CT

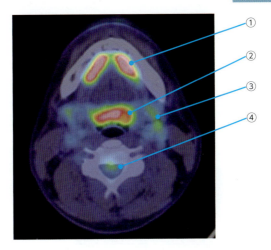

①舌下腺：sublingual gland, ②舌扁桃：lingual tonsil, ③顎下腺：submandibular gland, ④頸髄：cervical spinal cord

### 舌下腺への $^{18}$F-FDG の高集積

舌下腺への $^{18}$F-FDG 集積は顎下腺よりも高いことがほとんどである．舌扁桃への集積は口蓋扁桃と同様に高いことが多い．

## ¹⁸F-FDG-PET/CT 画像　水平断像　(舌扁桃・顎下腺レベル)

**Point**

図は ¹⁸F-FDG-PET/CT の舌下腺，舌扁桃および顎下腺レベルの画像である．舌下腺，舌扁桃および顎下腺への ¹⁸F-FDG 高集積がわかる．

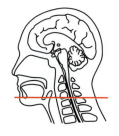

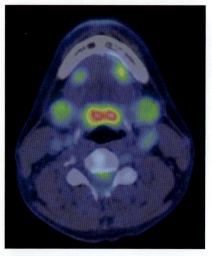

舌下腺：SUVmax=4.84, 5.91（右側，左側）
舌扁桃：SUVmax=5.96, 6.29（右側，左側）
顎下腺：SUVmax=3.45, 3.15（右側，左側）
頸髄：SUVmax=2.92

PET/CT

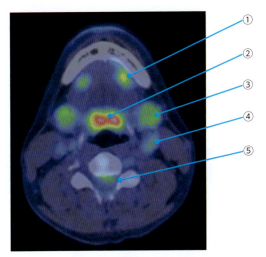

①舌下腺：sublingual gland, ②舌扁桃：lingual tonsil, ③顎下腺：submandibular gland, ④頸動脈：carotid artery, ⑤頸髄：cervical spinal cord

### 頸動脈への $^{18}$F-FDG の高集積

両側頸動脈への $^{18}$F-FDG 集積が認められる．頸動脈壁やプラークへの集積と考えられる．

## ¹⁸F-FDG-PET/CT 画像　水平断像 （輪状軟骨後部・声門部レベル：CT は軟組織モード）

> **Point**
> 図は ¹⁸F-FDG-PET/CT の声門部レベルの画像である．声帯に淡い ¹⁸F-FDG 集積があることがわかる．

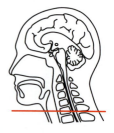

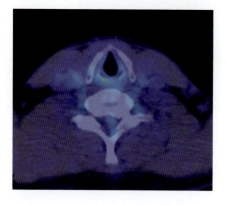

声帯：SUVmax=2.30, 1.85（右側，左側）
頸髄：SUVmax=2.09

# PET/CT

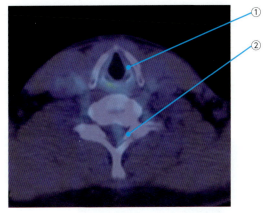

①声帯：vocal cord, ②頸髄：cervical spinal cord

## 声帯への $^{18}$F-FDG の高集積
$^{18}$F-FDG は発声にかかわる声帯に集積しやすい．

# $^{18}$F-FDG-PET/CT 画像 水平断像 （甲状腺レベル：CT は軟組織モード）

> **Point**
> 図は $^{18}$F-FDG-PET/CT の甲状腺レベルの画像である．甲状腺両葉に淡い $^{18}$F-FDG 集積があることがわかる．

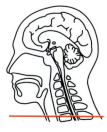

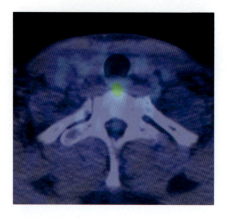

甲状腺：SUVmax=1.65, 1.73（右側，左側）
頸部食道：SUVmax=2.83
胸髄：SUVmax=1.82

# PET/CT

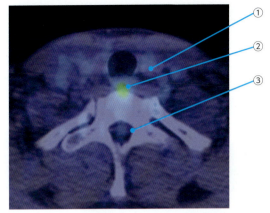

①甲状腺：thyroid gland, ②頸部食道：cervical esophagus, ③胸髄：thoracic spinal cord

## 頸部食道への $^{18}$F-FDG の集積
正常な頸部食道に淡い $^{18}$F-FDG 集積を認める.

## ¹⁸F-FDG-PET/CT 冠状断像 （前歯レベル）

> **Point**
> 図は ¹⁸F-FDG-PET/CT の coronal 画像である．大脳，眼瞼および口輪筋への ¹⁸F-FDG 集積を認める．

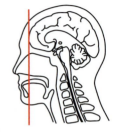

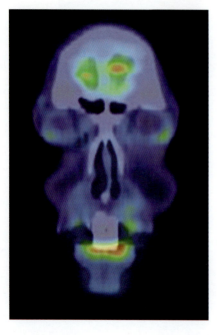

眼瞼：SUVmax=2.79, 2.99 （右側，左側）
上顎レベル口輪筋：SUVmax=2.75, 3.03（右側，左側）
下顎レベル口輪筋：SUVmax=4.84, 5.14（右側，左側）

PET/CT

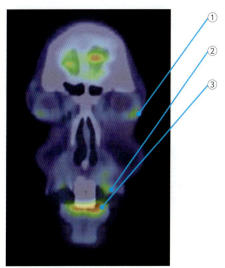

①眼瞼：palpebra，②上顎レベル口輪筋：upper marginal part of the orbicularis oris muscle，③下顎レベル口輪筋：lower marginal part of the orbicularis oris muscle

## Coronal 画像における $^{18}$F-FDG の高集積部位

Coronal 画像による観察で大脳，眼瞼および 口輪筋への $^{18}$F-FDG 集積を認める．

# ¹⁸F-FDG-PET/CT 冠状断像 (臼歯レベル)

> **Point**
> 図 は ¹⁸F-FDG-PET/CT の coronal 画像である．大脳，外眼筋，原発巣および舌下腺への ¹⁸F-FDG 集積を認める．

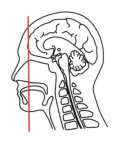

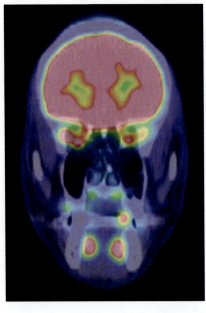

大脳皮質：SUVmax=12.1
大脳白質：SUVmax=5.02, 4.61
(右側，左側)
外眼筋：SUVmax=11.0, 12.4
(右側，左側)
上顎右側第二大臼歯：SUVmax=3.15
原発巣：SUVmax=6.39
舌下腺：SUVmax=8.54, 9.12
(右側，左側)

# PET/CT

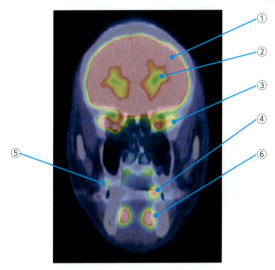

①大脳皮質：cerebral cortex, ②大脳白質：cerebral white matter, ③外眼筋：extraocular muscle, ④原発巣：primary lesion, ⑤上顎右側第二大臼歯：right side of maxillary second molar, ⑥舌下腺：sublingual gland

## Coronal 画像における $^{18}$F-FDG の高集積部位

Coronal 画像による観察で大脳，外眼筋，原発巣，上顎右側第二大臼歯および舌下腺への $^{18}$F-FDG 集積を認める．

上顎右側第二大臼歯への集積は根尖性歯周炎への集積である．

# ¹⁸F-FDG-PET/CT 画像　冠状断像　（下顎枝レベル）

### Point

図は ¹⁸F-FDG-PET/CT の coronal 画像である．大脳，咽頭扁桃，口蓋扁桃，舌扁桃および声帯への ¹⁸F-FDG 集積を認める．

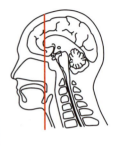

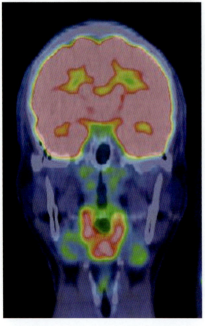

大脳皮質：SUVmax=13.0
大脳白質：SUVmax=7.0 〜 8.0
咽頭扁桃：SUVmax=3.12, 4.20（右側，左側）
口蓋扁桃：SUVmax=6.78, 6.68（右側，左側）
舌扁桃：SUVmax=6.44, 7.57（右側，左側）
顎下腺：SUVmax=3.45, 3.43（右側，左側）
声帯：SUVmax=2.94, 2.55（右側，左側）

## PET/CT

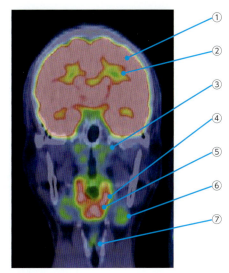

① 大脳皮質：cerebral cortex, ② 大脳白質：cerebral white matter, ③ 咽頭扁桃：pharyngeal tonsil, ④ 口蓋扁桃：palatine tonsil, ⑤ 舌扁桃：lingual tonsil, ⑥ 顎下腺：submandibular gland, ⑦ 声帯：vocal cord

### Coronal 画像における $^{18}$F-FDG の高集積部位

Coronal 画像による観察で大脳，扁桃および顎下腺への $^{18}$F-FDG 集積を認める．

## 和文索引

### ［あ行］

アーティキュラーレ 62

胃泡 53, 55
イヤーロッド 62
咽頭腔 28, 91, 119
咽頭収縮筋 167
咽頭扁桃 209, 213, 239
インフラデンターレ 62

右上葉気管支正切像 55
右大葉間隙 55
右肺 53
右肺動脈 53, 55

栄養管 9, 19, 105
エナメル質 3, 5, 9, 11, 13, 103, 105
エナメル象牙境 103, 105
延髄 165

横隔膜 53
横隔膜右縁 55
横隔膜左縁 55
横舌筋 183
横突孔 87, 89, 117
横被裂筋, 斜被裂筋 183
オトガイ孔 11, 27, 37, 89, 95, 103, 118
オトガイ舌筋 135, 139, 149, 153, 167, 171, 183
オトガイ舌骨筋 149, 169, 171, 181, 183, 191
オトガイ部 59
オトガイ隆起 91
オトガイ棘 19, 21
オルビターレ 62

### ［か行］

外眼筋 127, 237
外頸静脈 153, 155, 157, 169, 175, 177, 195
外頸動脈 153, 167, 169, 195
外耳孔 27, 49, 65

外耳道 45, 77, 112, 129, 163, 185
外斜線 13, 27
外側直筋 211
外側翼突筋 131, 145, 147, 163, 165, 173, 175, 179, 185
下咽頭収縮筋 169
下顎窩 27, 45, 49
下顎下縁 39
下顎角 101
下顎管 13, 37, 39, 87, 89, 97, 99, 105, 117, 122, 123, 141, 173
下顎管壁 13
下顎管下壁 27
下顎頸 45, 79
下顎孔 27, 85, 101, 116, 133, 151
下顎後静脈 165, 167, 185
下顎骨 65, 87, 89, 91, 93, 97, 99, 117, 118, 119, 120, 122, 123, 135, 137, 139, 141, 143, 145, 149, 153, 155, 167, 169, 171, 173, 175, 179, 181,183, 191, 201, 203, 205
下顎骨下縁 37
下顎骨関節突起 163, 175, 185, 187
下顎筋突起 131, 163
下顎枝 81, 83, 85, 114, 115, 116, 133, 147, 151, 165
下顎小舌 85, 101, 116
下顎切痕 27, 45, 81, 101, 114
下顎切歯管 105
下顎体 103
下顎中切歯の切縁 62
下顎頭 27, 37, 39, 41, 45, 47, 49, 77, 112, 129
下顎頭前方点 65
下顎レベル口輪筋 235
顎下腺 137, 143, 145, 147, 153, 169, 173, 179, 203, 227, 229, 239
顎関節円板 185, 187
顎関節結節 185, 187
顎後静脈 177
顎骨 33
顎舌骨筋 135, 139, 141, 153, 167, 169, 171, 179, 183, 191, 201, 203
顎舌骨筋線 13, 87
顎中切歯 181

● 240

顎二腹筋　155, 169, 177
顎二腹筋（前腹）　141, 143
顎二腹筋前腹　191, 201, 203
下行大動脈　53, 55
下唇　21
下大静脈後縁　55
下咽頭　145, 169
下直筋　171
下鼻甲介　27, 79, 93, 97, 113, 120,
　122, 131, 139, 163, 171, 181
下鼻道　97, 122
眼窩　27, 37, 39, 41, 47, 141
眼窩縁　65
眼窩縁と斜眼窩線との交点　59
眼窩下縁　47
眼窩下管　27, 77, 112
眼窩下孔　41
眼窩上縁　47
眼窩の最上点　59
眼球　127, 139, 161, 171, 179
眼瞼　235
関節結節　27, 37, 45, 47, 49
関節突起　45
肝臓　209
環椎　151
環椎　37, 85, 116, 165, 177, 183
顔面神経　163
顔面動脈　165, 167, 173, 203
眼輪筋　161

気管　53, 55, 193
気管分岐部　53
基節骨　69
橋　211
頬筋　165, 171, 179
胸骨　55
頬骨　39, 41, 129, 163
頬骨下縁　59
頬骨弓　7, 37, 39, 41, 45, 47, 49, 59,
　65, 77, 112, 143, 173
頬骨突起　27
胸骨甲状筋　193
頬骨歯槽稜　41
胸骨舌骨筋　193, 199
頬骨突起　77, 95, 112

胸鎖乳突筋　133, 135, 137, 153, 155,
　167, 169, 173, 175, 177, 193, 195,
　197, 199
胸髄　233
頬側咬頭　7
胸椎　55
棘孔　111
棘孔点　65
筋突起　7, 27, 37, 39, 41, 47, 79, 97,
　113, 122

グナチオン　62
鶏冠　37, 59
茎状突起　27, 37, 39, 45, 49, 81, 83,
　85, 114, 115
頸静脈孔　111
頸髄　213, 215, 217, 219, 221, 223,
　225, 227, 229, 231
頸長筋　175
頸椎　28, 33, 155, 157
頸動脈　229
頸動脈管　77, 112
頸部食道　233
月状骨　69, 72, 73
肩甲挙筋　169
原発巣　237

口蓋咽頭筋　167, 179
口蓋骨　83, 97, 115, 121, 122
口蓋垂　62
口蓋側咬頭　7
口蓋突起　95
口蓋帆挙筋　131, 163, 165, 175
口蓋帆張筋　131, 163, 165
口蓋扁桃　167, 181, 209, 217, 219,
　221, 223, 225, 239
口角下制筋　167
口角挙筋　165
咬筋　131, 133, 135, 141, 143, 145,
　151, 163, 165, 167, 175, 185
咬筋　173
広頸筋　137, 139, 143, 171, 191, 193,
　199, 201, 203
広頸筋　173
硬口蓋　27, 28, 139, 141, 149, 171,

241

181, 183
甲状舌骨筋　173
甲状腺　173, 193, 233
甲状軟骨　157, 173, 183
喉頭　101
喉頭蓋　39, 62, 91, 118, 149, 169
喉頭蓋，喉頭蓋谷　181, 183
後頭蓋冠点　65
喉頭蓋谷　173
喉頭前庭　173
後鼻孔　81, 114
口輪筋　165, 167, 181, 183, 217, 219, 223, 225
ゴニオン　62
根間中隔　105
コンジリオン　62

### ［さ行］

鎖骨　53
左上葉気管支正切像　55
左大葉間隙　55
左肺　53
左肺動脈　53, 55
三角骨　69, 72, 73
三叉神経　161

耳下腺　133, 135, 147, 151, 165, 167, 175, 177, 185, 187, 205, 213
耳管　163
軸椎　37, 87, 117, 177
篩骨洞　109
篩骨蜂巣　37, 127, 139, 161, 171, 181
歯根膜腔　3, 5, 9, 11, 13, 103
歯髄腔　3, 5, 9, 11, 13, 103, 105
歯槽陥凹　95
歯槽硬線　3, 5, 9, 11, 13
歯槽骨　103
歯槽突起　95
歯突起　41, 85
尺骨　69, 73
斜台　39, 163, 177
舟状骨　69, 72, 73
種子骨　69, 74
上咽頭　79, 165
上咽頭収縮筋　165

上顎右側第二大臼歯　219, 237
上顎結節　27, 85
上　顎　骨　83, 85, 93, 115, 116, 120, 133, 139, 141, 149, 151, 163, 165, 171
上顎骨頬骨突起　7
上顎第一大臼歯　179
上顎中切歯間歯槽突起稜 A 点　62
上顎中切歯の切縁　62
上顎洞　5, 7, 15, 17, 27, 37, 39, 41, 47, 65, 77, 79, 83, 93, 95, 97, 99, 110, 112, 113, 115, 120, 121, 122, 129, 131, 139, 141, 163, 171, 179, 185
上顎洞後壁　27, 77, 112
上顎洞底　121
上顎洞底線　5, 7, 27
上顎洞内側壁　27
上顎レベル口輪筋　235
上縦舌筋　183
小脳　129, 163, 211
小葉間裂　53, 55
小菱形骨　69, 73
心臓　53, 55, 209
腎臓　209

正円孔　41, 110, 111
声帯　231, 239
正中口蓋縫合　3, 15, 83, 115
脊髄　177
舌　19, 21, 23, 133, 139, 141, 143, 149, 165, 171, 173
舌下腺　135, 139, 167, 181, 203, 223, 225, 227, 229, 237
舌骨　27, 33, 39, 62, 89, 99, 101, 118, 124, 137, 149, 155, 169, 173, 181, 191
舌骨（体）　119
舌骨（大角）　119
舌骨舌筋　167, 171, 173
舌骨体　91
舌骨大角　91
舌根表面　62
切歯管　3, 83, 85, 93, 120, 149, 183
切歯管側壁　27

● 242

切歯孔　3, 15, 17, 165
舌尖　221
舌扁桃　181, 183, 227, 229, 239
セメント－エナメル境　3, 5, 9, 11,
　13
セラ　62
前斜角筋　175, 177, 199
前縦靱帯　183
前頭頰骨縫合　59
前頭洞　37, 39, 41, 108, 149, 183
前鼻棘　3, 15, 27, 39, 62, 81, 114

槽間中隔　105
総頸動脈　155, 157, 175, 193, 197,
　199
総頸動脈の分岐部の石灰化　33
象牙質　3, 5, 9, 11, 13, 103
側頭筋　127, 131, 141, 143, 145, 147,
　161, 163, 165, 173, 175, 185
側頭葉　185, 187

[た行]

第一頸椎　62
大孔　41
大口蓋管　81, 114
大口蓋孔　65
大動脈弓　53, 55
第二頸椎　62
大脳　209, 211
大脳白質　237, 239
大脳皮質　237, 239
大菱形骨　69, 72, 73

中咽頭　87, 89, 101, 117, 118, 124,
　135, 145, 167, 183
中手骨　69
中節骨　69
中頭蓋窩底　27
中頭蓋窩点　65
中鼻甲介　181
中鼻甲介とその粘膜　183
中鼻道　97, 122
蝶形骨洞　27, 37, 39, 41, 109, 110,
　127, 129, 145, 149, 161, 175, 181,
　183

椎孔　87, 89, 91, 117, 119
椎骨動脈　169, 177
椎体　91, 119
転移性リンパ節　221
頭蓋骨　15
橈骨　69, 72, 73, 74
豆状骨　69, 74
頭長筋　165, 167, 175
頭板状筋　165
トルコ鞍　39

[な行]

内眼筋　127
内頸静脈　151, 153, 155, 157, 163,
　165, 167, 169, 175, 195, 197, 199
内頸動脈　151, 153, 161, 163, 165,
　169, 175, 177, 195
内斜線　27
内側直筋　171, 211
内側翼突筋　131, 133, 135, 145, 147,
　151, 163, 165, 167, 173, 175
ナジオン　62
軟口蓋　28, 133, 143, 149, 173, 181,
　183, 215

二腹筋窩　91
乳突蜂巣　41, 45, 77, 110, 112, 129,
　131, 163, 185
乳房　53
乳様突起　37, 39, 45, 47, 59

[は行]

肺野　55
バジオン　62, 65
パノラマ無名線　27
破裂孔　65

鼻咽頭　131, 133, 163
鼻咽頭後壁　39
鼻腔　5, 15, 17, 27, 47, 65, 79, 93,
　95, 99, 120, 121, 129, 131, 139, 141,
　161, 163, 171, 173
鼻腔底　27, 39
鼻腔底線　5, 7
鼻骨　39

243

皮質骨（唇側）　19, 21
皮質骨（舌側）　19, 21, 23
皮質骨（頬側）　23
鼻尖　3, 213
脾臓　209
鼻中隔　15, 17, 27, 37, 41, 77, 81, 95,
　99, 110, 112, 114, 121, 127, 129, 131,
　139, 141, 161, 163, 171, 173
鼻粘膜　163
鼻翼　215
鼻涙管　15, 27
披裂喉頭蓋筋　173
披裂喉頭蓋ヒダ　173
披裂軟骨　157

フランクフルト平面　62
プロスチオン　62
膀胱　209
ポゴニオン　62
ポゴニオンB点　62
ポリオン　62

### [ま行]

末節骨　69
メントン　62

### [や行]

有鈎骨　69, 72, 73, 74
有頭骨　69, 72, 73

翼口蓋窩　27, 39, 62, 77, 79, 112
翼状突起外側板　27, 79, 81, 83, 99,
　101, 113, 114, 115, 131, 163
翼状突起内側板　79, 81, 99, 113, 114,
　131
翼突窩　79, 113

### [ら行]

卵円孔　65, 111, 124
梨状陥凹　173
輪状軟骨　157
リンパ節　195, 197, 203

## 欧文索引

### [A]

alveolar bone　103
alveolar process　95
alveolar recess　95
anterior belly of digastric muscle
　155, 169
anterior belly of digastric muscle
　141, 143
anterior belly of digastric muscle
　191, 201, 203
anterior longitudinal ligament　183
anterior nasal spine（ANS）3, 15,
　27, 39, 62, 81, 114
anterior scalene muscle　175, 177,
　199
aortic arch　53, 55
apex of nose　3, 213
articular tubercle　27, 37, 45, 47, 49
articulare（Ar）　62
aryepiglottic fold　173
aryepiglottic muscle　173
arytenoid cartilage　157
atlas　151
atlas　37, 85, 116, 165, 177, 183
axis　37, 87, 117, 177

### [B]

basion（Ba）　62, 65
body of mandible　103
buccal cortical bone　23
buccal cusp　7
buccinator muscle　165, 171, 179

### [C]

capitate　69, 72, 73
carotid artery　229
carotid artery calcification　33
carotid canal　77, 112
cervical vetrtebra　28
cemento-enamel junction　3, 5, 9,
　11, 13
cerebellum　129, 163, 211
cerebral cortex　237, 239

● 244

cerebral white matter 237, 239
cerebrum 209, 211
cervical esophagus 233
cervical spinal cord 213, 215, 217, 219, 221, 223, 225, 227, 229, 231
cervical vertebra 33, 155, 157
claviculae 53
clivus 39, 163, 177
common carotid artery 155, 157, 175, 193, 197, 199
condylar neck 45, 79
condylar process 45
condylion (Cd) 62
condylion anterior (CA) 65
coronoid process 7, 27, 37, 39, 41, 47, 97
coronoid process of mandible 79, 113, 122, 131, 136
cranial bone 15
cricoid cartilage 157
crista galli (NC) 37, 59

**[D]**
dens 41, 85
dentin 3, 5, 9, 11, 13, 103
dentinoenamel junction 103, 105
depressor anguli oris muscle 167
descending aorta 53, 55
diaphragm 53
digastric fossa 91
digastric muscle 177
distal phalanx 69
dorsal vertebra 55

**[E]**
ear rod 62
enamel 3, 5, 9, 11, 13, 103, 105
epiglottic vallecula 173
Epiglottis 62
epiglottis 39, 91, 118, 149, 169, 181, 183
epipharynx 79, 165
ethmoid air cells 37, 127, 139, 161, 171, 181
ethmoid sinus 109

eustachian tube 163
external acoustic foramen 27, 49, 65
external acoustic meatus 45, 77, 112, 129, 163, 185
external carotid artery 153, 167, 169, 195
external jugular vein 153, 155, 157, 169, 175, 177, 195
external oblique ridge 13, 27
extraocular muscle 127, 237
eyeball 127, 139, 161, 171, 179

**[F]**
facial artery 165, 167, 173, 203
facial nerves 163
first cervical vertebra 62
floor of maxillary sinus 121
floor of nasal cavity 27, 39
foramen magnum 41
foramen ovale 124
foramen rotundum 41, 110, 111
foramina spinasa point (FS) 65
Frankfort horizontal plane 62
frontal sinus 37, 39, 41, 108, 149, 183
fronto-malar suture (FM) 59

**[G]**
gastric air bubble 53, 55
genioglossus muscle 135, 139, 149, 153, 167, 171, 183
geniohyoid muscle 149, 169, 171, 181, 183, 191
glandula sublimgualis 181
gnathion (Gn) 62
gonion (Go) 62
gonion (Go) 59
greater palatine canal 81, 114
greater palatine foramen 65

**[H]**
hamate 69, 72, 73, 74
hard palate 27, 28, 139, 141, 149, 171, 181, 183

245

heart　53, 55, 209
hyoglossus muscle　167, 171, 173
hyoid bone　27, 33, 39, 62, 89, 99, 101, 118, 124, 137, 149, 155, 169, 173, 181, 191
hyoid bone (body)　91
hyoid bone (greater horn)　91
hyoid bone (body)　119
hyoid bone (greater horn)　119
hypopharynx　145, 169

**[I]**

incisive canal　83, 85, 93, 120, 149, 183
incisive canal　3
incisive foramen　3, 15, 17, 165
inferior border of mandible　39
inferior border of mandible　37
inferior border of middle cranial fossa　27
inferior border of the mandibular canal　27
inferior border of zygomatic arch　27
inferior pharyngeal constrictor muscle　169
inferior margin of the maxillary medial incisor (Is)　62
inferior meatus　97, 122
inferior nasal concha　27, 79, 93, 97, 113, 120, 122, 131, 139, 163, 171, 181
inferior rectus muscle　171
infradentale (Id)　62
infraorbial foramen　41
infraorbital canal　27, 77, 112
infraorbital margin　47
interalveolar septum　105
internal carotid artery　151, 153, 161, 163, 165, 167, 169, 175, 177, 195
internal jugular vein　151, 153, 155, 157, 163, 165, 167, 169, 175, 195, 197, 199
internal oblique ridge　27

interradicular septum　105
intraocular muscles　127

**[J]**

jawbone　33
jugular foramen　111

**[K]**

kidney　209

**[L]**

labial cortical bone　19, 21
lacerated foramen　65
lamina dura　3, 5, 9, 11, 13
laryngeal vestibule　173
larynx　101
lateral border of incisive canal　27
lateral plate of pterygoid process　27, 79, 81, 83, 99, 101, 113, 114, 115, 131, 163
lateral pterygoid muscle　131, 145, 147, 163, 165, 173, 175, 179, 185
lateral rectus muscle　211
left lung　53
left macrophyll gap　55
left margin of the diaphragm　55
left pulmonary artery　53, 55
levator anguli oris muscle　165
levator scapulae muscle　169
levator veli palatini muscle　131, 163, 165, 175
lingual cortical bone　19, 21, 23
lingual tonsil　181, 183, 227, 229, 239
liver　209
longus capitis muscle　165, 167, 175
longus colli muscle　175
lower lip　21
lower marginal part of the orbicularis oris muscle　235
lunate　69, 72, 73
lymph node　195, 197, 203

**[M]**

magnification of opposite mandibular ramus　28

malar（Ma）59

mamma 53

mandible 65, 87, 89, 91, 93, 97, 99, 117, 118, 119, 120, 122, 123, 135, 137, 139, 141, 143, 145, 149, 153, 155, 167, 169, 171, 173, 175, 179, 181, 183, 191, 201, 203, 205

mandibular angle 101

mandibular canal 13, 37, 39, 87, 89, 97, 99, 105, 117, 122, 123, 141, 173

mandibular canal wall 13

mandibular central incisor 181

mandibular condyle 163, 175, 185, 187

mandibular condyle 27, 37, 39, 41, 45, 47, 49, 77, 112, 129

mandibular foramen 27, 85, 101, 116, 133, 151

mandibular fossa 27, 45, 49

mandibular incisive canal 105

mandibular lingula 85, 101, 116

mandibular notch 27, 45, 81, 101, 114

margin of the orbital cavity 65

masseter muscle 131, 133, 135, 141, 143, 145, 151, 163, 165, 167, 175, 185

masseter muscles 173

mastoid air cells 41, 45, 77, 110, 112, 129, 131, 163, 185

mastoid process 37, 39, 45, 47

mastoidale（Ms）59

maxilla 83, 85, 93, 115, 116, 120, 133, 139, 141, 149, 151, 163, 165, 171

maxillare（Mx）59

maxillary first molar 179

maxillary sinus 5, 7, 15, 17, 27, 37, 39, 41, 47, 65, 77, 79, 83, 93, 95, 97, 99, 110, 112, 113, 115, 120, 121, 122, 129, 131, 139, 141, 163, 171, 179, 185

maxillary sinus floor 5, 7, 27

maxillary tuberosity 27, 85

medial border of maxillary sinus 27

medial palatine suture 115

medial plate of pterygoid process 79, 81, 99, 113, 114, 131

medial pterygoid muscle 131, 133, 135, 145, 147, 151, 163, 165, 167, 173, 175

medial rectus muscle 171, 211

median palatine suture 3, 15, 83

medulla oblongata 165

mental foramen 11, 27, 37, 89, 95, 103, 118

mental protuberance 91

mental spine 19, 21

menton（Me）59

menton（Me）62

mesopharynx 87, 89, 101

metacarpal bone 69

metastatic lymph node 221

middle cranial fossa（MCF） 65

middle meatus 97, 122

middle nasal concha 183

middle phalanx 69

middle nasal concha 181

minor fissure 53, 55

molar point（Mo） 62

mylohyoid line 13, 87

mylohyoid muscle 135, 139, 141, 153, 167, 169, 171, 179, 183, 191, 201, 203

## [N]

nasal bone 39

nasal cavity 5, 15, 17, 27, 47, 65, 79, 93, 95, 99, 120, 121, 129, 131, 139, 141, 161, 163, 171, 173

nasal floor 5, 7

nasal mucosa 163

nasal septum 15, 17, 27, 37, 41, 77, 81, 95, 99, 110, 112, 114, 121, 127, 129, 131, 139, 141, 161, 163, 171, 173

nasion（N） 62

nasolacrimal canal 15, 27

nasopalatine canal 3

247

nasopharynx 131, 133, 163
nutrient canal 9, 19, 105

**[O]**

Odontoid process of the axis 62
orbicularis oculi muscle 161
orbicularis oris muscle 165, 167, 181, 183, 217, 219, 223, 225
orbit 27, 37, 39, 41, 47, 141
orbitale (Or) 62
oropharynx 117, 118, 124, 135, 145, 167, 183
oval foramen 65, 111

**[P]**

palatal cusp 7
palatine bone 83, 97, 115, 121, 122
palatine process 95
palatine tonsil 167, 181, 209, 217, 219, 221, 223, 225, 239
palpebra 235
panoramic innominate line 27
parotid gland 133, 135, 147, 151, 165, 167, 175, 177, 185, 187, 205, 213
periodontal ligament space 3, 5, 9, 11, 13, 103
pharyngeal cavity 28, 91, 119
pharyngeal constrictor cavity muscle 167
pharyngeal tonsil 209, 213, 239
pharyngopalatine muscle 167, 179
piriform recess 173
pisiform 69, 74
platysma 137, 139, 143, 171, 191, 193, 199, 201, 203
platysma muscle 173
pogonion (Pog) 62
point A (A) 62
point B (B) 62
pons 211
porion (Po) 62
posterior cranial fossa point (PCV) 65
posterior margin of the inferior

vena cava 55
posterior nasal aperture 81, 114
posterior nasal spine (PNS) 62
posterior wall of maxillary sinus 27, 77, 112
posterior wall of nasopharynx 39
primary lesion 237
prosthion (Pr) 62
proximal phalanx 69
pterygoid fossa 79, 113
pterygomaxillary fissure (Ptm) 62
pterygopalatine fossa 27, 39, 77, 79, 112
pulmonary field 55
pulp cavity 3, 5, 9, 11, 13, 103, 105

**[R]**

radius 69, 72, 73, 74
ramus 81, 83, 85, 114, 115, 116, 133, 147, 151, 165
retro-orbitale (LO) 59
retromandibular vein 165, 167, 185
retromandibular vein 177
right lung 53
right macrophyll gap 55
right margin of the diaphragm 55
right pulmonary artery 53, 55
right side of maxillary second molar 219, 237
roof of orbit (RO) 59

**[S]**

scaphoid 69, 72, 73
sella (S) 62
sella turicica 39
sesamoid 69, 74
soft palate 28, 133, 143, 149, 173, 181, 183, 215
sphenoid sinus 27, 37, 39, 41, 109, 110, 127, 129, 145, 149
sphenoidal sinus 161, 175, 181, 183
spinal cord 177
spinous foramen 111
spleen 209

248

splenius capitis muscle   165
sternal bone   55
sternocleidomastoid muscle   133,
   135, 137, 153, 155, 167, 169, 173,
   175, 177, 193, 195, 197, 199
sternohyoid muscle   193, 199
sternothyroid muscle   193
styloid process   27, 37, 39, 45, 49,
   81, 83, 85, 114, 115
sublingual gland   135, 139, 167, 181,
   203, 223, 225, 227, 229, 237
submandibular gland   137, 143, 145,
   147, 153, 169, 173, 179, 203, 227,
   229, 239
superior pharyngeal constrictor
   muscle   165
superior longitudinal muscle of
   tongue   183
superior margin of the mandibular
   medial incisor（Ii）  62
supraorbital margin   47
surface of the tongue base   62

**[T]**

tangent image of the left superior
   lobar bronchus   55
tangent image of the right superior
   lobar bronchus   55
temporal lobe   185, 187
temporal muscle   127, 131, 141, 143,
   145, 147, 161, 163, 165, 173, 175,
   185
temporomandibular joint disc   185,
   187
temporomandibular joint nodules
   185, 187
tensor veli palatini muscle   131,
   163, 165
thoracic spinal cord   233
thyrohyoid muscle   173
thyroid cartilage   157, 173, 183
thyroid gland   173, 193, 233

tip of the tongue   221
TM線   37
tongue   19, 21, 23, 133, 139, 141,
   143, 149, 165, 171, 173
trachea   53, 55, 193
tracheal bifurcation   53
transverse and oblique arytenoid
   muscle   183
transverse foramen   87, 89, 117
transverse muscle of tongue   183
trapezium   69, 72, 73
trapezoid   69, 73
trigeminal nerve   161
triquetrum   69, 72, 73
tuber maxillary line   37

**[U]**

ulna   69, 73
upper marginal part of the orbicularis
   oris muscle   235
urinary bladder   209
uvula   62

**[V]**

vertebral artery   169, 177
vertebral body   91, 119
vertebral foramen   87, 89, 91, 117,
   119
vocal cord   231, 239

**[W]**

wing of the nose   215

**[Z]**

zygoma（Zyg）59
zygomatic arch   7, 37, 39, 41, 45, 47,
   49, 65, 77, 112, 143, 173
zygomatic bone   39, 41, 129, 163
zygomatic process   77, 95, 112
zygomatic process of maxilla   7
zygomaticoalveolar line   41

**口腔・歯・顎・顔面**
**ポケット画像解剖**

発　行　平成 31 年 2 月 15 日　第 1 版第 1 刷
編　者　中山英二　森本泰宏
©IGAKU JOHO-SHA Ltd.,2019.Printed in Japan
発行者　若松明文
発行所　医学情報社
　　　　〒 113-0033 東京都文京区本郷 3-24-6
　　　　TEL 03-5684-6811　FAX 03-5684-6812
　　　　URL http://www.dentaltoday.co.jp

禁無断転載・複写　　ISBN978-4-903553-76-4